간호사들은 언제나 사람에 대한 깊은 애정과 존중을 바탕으로 다양한 모양의 '돌봄'을 합니다. 너무도 익숙하고 평범해 보이는 '돌봄'이 이한나 선생님의 책을 읽으면서 '공감과 경청'이라는 상담의 기본자세에 의료인으로서의 전문성과 개인의 예술성까지 겸비한 간호사가 하는 특별한 행위임을 깊이 느낄 수 있었습니다. 꾸준히 이어온 간호사의 상담 행위가 얼마나 귀하고 소중한 것인지 깨닫게 하며, 따뜻한 격려와 응원이 될 것이라 확신합니다.

— 홍주은 센터장 *(차실버케어CHA silver care)*

마음 간호사가 필요한 당신에게

이책을 선물합니다.

_____ 드림

마음간호사
해결할 수 없을 때

첫째판 1쇄 인쇄 | 2025년 9월 25일
　　　　1쇄 발행 | 2025년 10월 5일

저　　　자 | 이한나
발　행　인 | 모형중
편　집　인 | 모형중, 이정란
디　자　인 | 김미진
발　행　처 | 포널스
등　　　록 | 제2017-000021호
본　　　사 | 서울시 강북구 노해로8길22 3층
창　　　고 | 서울시 강북구 노해로8길22 2층
전　　　화 | 02-905-9671　Fax | 02-905-9670

ⓒFORNURSE 2025년, 마음 간호사 −해결할 수 없을 때
Copyright ⓒ 2025 ALL RIGHTS RESERVED

본서는 지은이와의 계약에 의해 포널스 출판사에서 발행합니다.
본서의 내용 및 삽화 일부 혹은 전부를 무단으로 전재 및 복제하는 것은 법으로 엄격히 금지되어 있습니다.

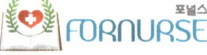
www.fornursebook.com

(●) 도서 반품과 파본 교환은 본사로 문의하시기 바랍니다.
(●) 검인은 저자와의 합의로 생략합니다.

ISBN　979-11-6627-666-8　93510
정　　가　25,000원

해결할 수 없을 때

마음간호사

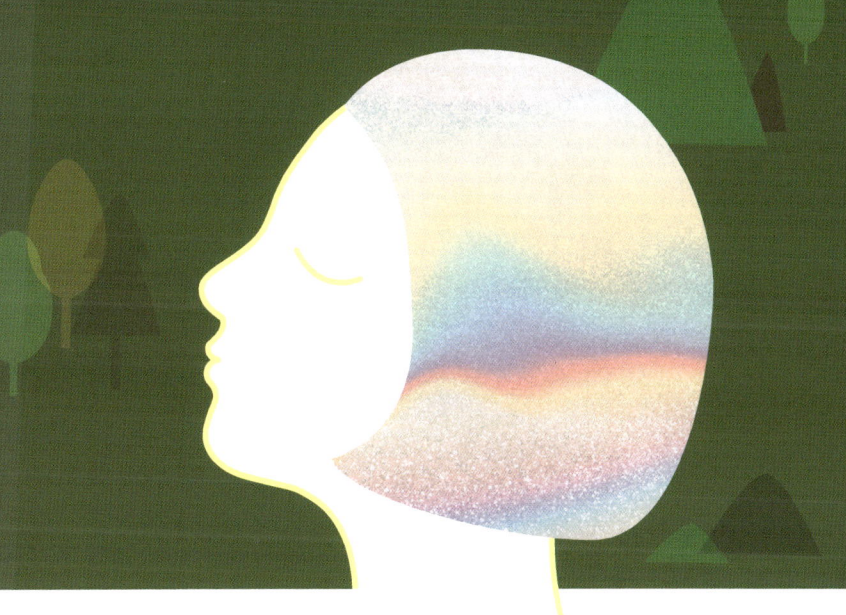

_ 프롤로그

'상담'이라는 단어를 껴안고 다시 쓰는 이야기

간호사로 살아온 시간 동안 나는 수많은 눈빛을 마주했다.

말로 다 하지 못한 고통,
단 한숨으로 전해지는 마음의 무게.
그 앞에서 내가 할 수 있는 일은 그저 곁에서 머무는 것,
그리고 끝까지 들어주는 것 뿐이었다.

지식이나 진단 코드로는 설명할 수 없는 마음의 무게 앞에서
나는 늘 같은 질문을 던졌다.
'간호사가 상담을 해도 되는 걸까?'
'간호사로서 내가 할 수 있는 일은 무엇일까?'

정답을 찾기 위해 긴 시간을 헤맸다. 그러다 깨달았다. 돌봄의 최전선에서 마음을 지켜온 존재는 언제나 간호사였다는 것을. 수많은 고민 끝에 나는 '감정 돌봄'이라는 이름으로 마음간호를 시작했다.

이 책은 그 여정의 기록이다. 치료자가 되겠다는 선언이 아니다. 누군가의 마음을 고치겠다는 것도 아니다. '감정을 돌보는 실천가'로서 내가 해온 이야기. 그리고 상담을 꿈꾸는 간호사들이 감정 언어를 어떻게 다시 배울 수 있는지에 대한 기록이다. 사람들은 흔히 상담을 자격과 직군으로 이해한다. 그러나 나는 그것을 관계의 방식으로 받아들인다. 마음을 돌보는 일은 꼭 진단과 처방이라는 도구만으로 이루어질 필요가 없다. 간호학은 이미 관찰, 공감, 실천이라는 강력한 상담의 언어를 품고 있었다. 그럼에도 내가 만났던 간호사들은 그것을 감히 '상담'이라 부르지 못했다.

"제가 할 수 있는 일일까요?" 되묻곤 했다.

그래서 나는 '상담하는 간호사'라는 말을 쓴다. 이 말은 내가 어떤 자격을 주장하는 표현이 아니라 감정 앞에 진심을 다하는 사람. 정신간호학에서 배운 감정 언어를 삶 속에서 실천하는 사람을 뜻한다. 이 책은 제도 바깥의 이야기가 아니다.

오히려 제도와 간호학의 가능성 사이에서 간호사가 감정을 다루는 언어를 어떻게 실천적으로 정리할 수 있는지 탐색한 책이다. 지난 10년 동안 나는 5,000건이 넘는 마음의 만남을 이어왔다. 그 과정에서 깨달았다. 사람들이 진정으로 원하는 것은 완벽한 치료가 아니다. 누군가 곁에서 나를 이해하고 함께 걸어주는 돌봄의 시선이다. 그리고 간호사인 나에게 가장 자연스러운 일도 바로 그것이었다. 이 책을 통해 돌봄의 본질에 집중하고 싶은 간호사들이 '돌봄 실천가'라는 새로운 정체성으로 한 걸음 나아가기를 바란다. 지금도 많은 간호사들이 묻는다.

"어디서부터 시작해야 할까요?"

이 질문은 언젠가 나도 했던 것이기에 답을 함께 찾고 싶은 마음으로 이 글을 썼다. 완벽하지 않아도 괜찮다. 지금 이 책을 읽는 당신도 어쩌면 그 시작점에 서 있을지 모른다. 이 이야기가 익숙하거나 혹은 낯설더라도, 상담을 고민하는 간호사라면 이 글이 작은 나침반이 되어주길 바란다. 이 책이 당신에게 건네는 말은 하나다.

"당신도 이미 그 언어를 알고 있다."

우리는 이름 없이도 상담을 실천하고 있었고 누군가의 삶을 변화시키는 일을 해왔다. 지금은 그 이름을 찾아가는 여정 위에 있다.

나는 바란다. 내가 먼저 걸어본 이 길을 담은 이 책이 언젠가 당신이 누군가의 마음을 회복시키는 따뜻한 동반자가 되는 한 줌의 용기가 되기를.

"상담을 넘어서, 돌봄의 언어를 실천하는 간호사로"

당신의 이야기는 아직 끝나지 않았다. 그리고 이 책이, 당신이 다음 문장을 쓰기 위한 첫 페이지가 되기를 바란다.

목차

프롤로그	4
1부: 간호사, 상담을 다시 정의하다	11
1. 간호사만이 할 수 있는 상담이 있다	12
2. "여기서 간호사가 왜 상담을 해요?"	27
3. 내가 만난 상담의 진짜 얼굴	35
〈이별한 사람들을 기억하며〉	45
2부. 임상 밖에서 새 길을 찾다	49
1. 임상 밖 첫 유료 상담, 완전히 다른 세계	50
2. 상담 만이 나를 살아있게 했다	55
3. 심리상담사와 상담하는 간호사, 무엇이 다를까?	65
4. 내담자를 만나기 전, 가장 먼저 바뀐 건 '생각'이었다	72
5. 상담의 가격은 어떻게 정해지는가	80
6. 프리랜서의 현실	84
3부. 상담하는 간호사, 브랜드를 만들다	91
1. 글만 썼을 뿐인데, 5천만원이 생겼다	92
2. 작은 책상만 있다면 어디서든 시작할 수 있다	100
3. 워크북 하나로 고객을 만나다	106
4. "그냥 하지 마세요": 간호사 상담의 함정들	113
5. 그래도 계속하는 이유, 간호사이기 때문에	123

4부. 나처럼 너도 할 수 있다 　　　　　　　　　　　131
1. 처음엔 누구나 어설프다 　　　　　　　　　　　132
2. 적절한 때는 결코 오지 않는다 　　　　　　　　137
3. 처음 시작할 때 꼭 알아야 할 상담의 DNA 　　144
4. 오래 하고 싶다면? 상담의 감각을 살리는 작은 스위치　151
5. 우리는 일로 무엇을 바꿀 수 있는가 　　　　　158
6. 상담하는 간호사의 미래를 상상하다 　　　　　166

에필로그 　　　　　　　　　　　　　　　　　　174

부록:
1. 간호사의 말 한마디가 상담의 힘이 되는 대화 카드 모음　182
2. 종결 프로토콜 – 이별 의식 3단계 　　　　　　184
3. 사전 편향 깨기 질문 리스트 　　　　　　　　187
4. 어려운 내담자 사례와 해결 관점 　　　　　　190
5. 상담자 페르소나 기초 가이드 　　　　　　　196
6. 첫 3회기 운영 가이드 & SOAP 기록 포맷 　　199
7. 상담의 DNA 10계명 　　　　　　　　　　　206
8. 상담자 에너지 체크 　　　　　　　　　　　208
9. 상담 준비 점검 체크 　　　　　　　　　　　213

1부

간호사, 상담을 다시 정의하다

1. 간호사만이 할 수 있는 상담이 있다

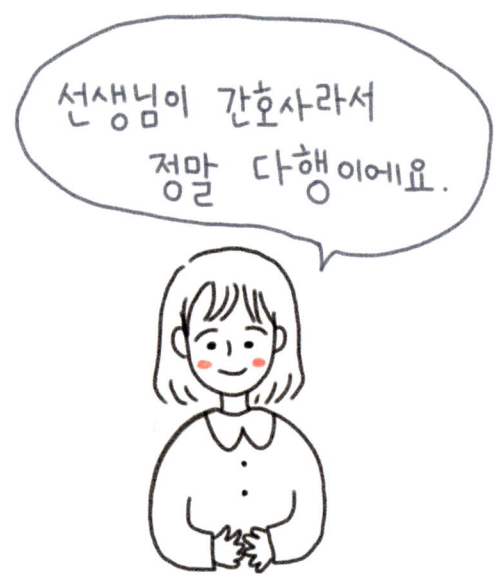

"선생님이 간호사라서 정말 다행이에요."
상담을 마무리하던 날, 내담자가 조심스레 꺼낸 말이었다.

"아니었으면… 저는 지금쯤 어디에, 어떻게 있었을까요?"

그는 몇 달째 약물 부작용과 불안에 시달리며 정신과 진료실과 상담센터 사이를 전전하고 있었다. 많은 시간과 돈을 들였지만 자신의 괴로움을 해결할 방법을 찾지 못해 막막했다. 매순간 어려움에 부딪히며 닳고 닳은 그는 자신을 이렇게 정의하고 있었다.

"저는 가성비가 안 좋은 사람이에요. 자기 정신 하나 제대로 컨트롤 못해서 이 많은 돈과 시간을 써왔으니까요…"

그리고 마지막, 지푸라기라도 잡는 심정으로 그가 찾은 곳이 바로 이 곳이었다. 몇 차례 반복된 상담 끝에 그는 처음으로 몸과 마음을 함께 이해 받았다는 안도감을 느꼈다고 했다. 그의 눈가에 아른거리던 고마움과 다행스러움 사이에서 나는 가슴이 뭉클했다. 몇 번을 들어도 이 말은 가슴에 물결을 일으킨다. 그런데 놀랍게도, 나는 이 말을 그 뒤로도 여러 번 들었다. 두 번, 세 번…되풀이되는 감사의 인사 속에서 알 수 있었다. 정신상담 영역에서 간호사만이 할 수 있는 고유한 역할이 있다는 것을, 그리고 그 역할에는 다른 누구도 대체할 수 없는 특별한 힘이 있다는 것을.

☑ 간호사 상담의 3가지 힘

1. 신체·정신 통합의 이해 : 약리학적 지식과 현장 경험의 결합
2. 돌봄 기반의 언어력 : 감정 조율과 치료적 의사소통 능력
3. 위기 조정자 역할 : 변화 국면에서의 조정자 역할

이 특별함은 어디서 오는 걸까?

나는 내담자들의 변화를 통해 그 답을 찾아왔다. 특히 지금도 잊히지 않는 두 명의 내담자가 있다. 그들은 '간호사가 하는 상담'이 무엇인지 가장 명확하게 보여준 사례였다.

사례 1 약물 치료 거부를 극복한 양극성 장애 대학생

첫 번째 내담자는 양극성 장애를 앓고 있던 평범한 대학생이었다. 진로를 고민하고 게임의 승패에 하루 기분이 좌우되던, 그저 그런 학생이었다. 하지만 그는 약 복용을 거부하고 있었다.

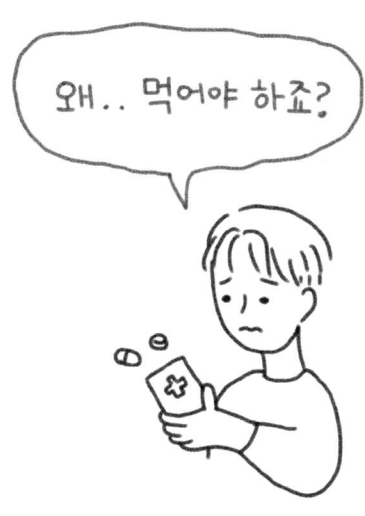

"약이 왜 필요한지 모르겠어요. 오히려 부작용만 많은 것 같은데요…"

대략적인 약의 정보는 알고 있었지만, 마음이 따라오지 않았다. 나는 그에게 약물 설명을 아주 다른 방식으로 전달했다. 단순히 '먹으라'는 권유가 아닌 그가 이해할 수 있는 언어를 찾아 풀어낸 설명으로 천천히, 조심스럽게 건넸다. 부작용보다 더 중요한 건 그가 삶과 연결되는 느낌을 다시 찾는 것이었다. 간호사만이 해줄 수 있는 가장 실용적이고 인간적인 설명이었다. 그리고 나는 단 한 번도 그에게 '약을 꼭 드세요.' 라는 말을 하지 않았다. 결정은 그에게 맡겼다. 그의 리듬을 존중했다. 질문을 하나 던질 때도 그의 호흡과 리듬을 먼저 살폈다. 단지, 그가 왜 약을 복용하기 싫어하는지 듣고 그 어려움을 해결할 수 있는 필요한 설명을 했을 뿐이었다.

며칠 후, 그는 스스로 병원에 방문했다. 약을 복용하기로 결심한 것이다. 그 과정에서 '이 약이 자신을 막는 것이 아니라, 다시 걸을 수 있게 돕는 도구'라는 사실을 깨달았다. 이후 그는 취업을 준비하고 친구들과 어울리며 평범한 일상으로 돌아갔다. 나는 이 내담자와 회기 상담을 진행하는 동안, 평소 간호사로서 사용하던 말투가 상담의 언어와 맞닿아있는 동시에, 또 얼마나 다른지 절실히 깨달았다. 병원에서 주로 사용하는 간호사의 언어는 '정보를 빠르고 정확하게 전달하는 것에 최적화'되어 있다. 반면 상담의 언어는 '상대가 스스로 길을 찾게 돕는 것'에 초점을 둔다.

단어 하나, 질문 하나가 내담자 마음의 문을 여는 열쇠가 되기도 하고 반대로 닫히게 만들기도 한다. 아래의 예시는 내가 현장에서 자주 바꾸어 쓰는 말들이다. 같은 의미라도 이렇게 달라질 수 있다.

〈간호사의 말 한 마디가 상담의 힘이 되는 순간〉

Before: 임상에서 익숙한 말투	After: 상담에서 마음을 여는 말투	바꾸는 이유
"약은 꼬박꼬박 드셨죠?"	"약 드시면서 몸이나 마음에 변화가 있었나요?"	폐쇄형 질문 → 개방형 질문
"그건 하면 안 돼요."	"그렇게 했을 때 어떤 기분이 들었나요?"	지시 → 경험 탐색
"조금만 더 참아보세요."	"지금 느끼는 힘든 정도를 1~10으로 표현하면 몇 일까요?"	추상적 위로 → 구체적인 자기 표현 유도

늘 써오던 말을 바꾸는 것은 어렵지 않지만 그 작은 변화가 관계의 방향을 바꾼다. 나머지 예시는 책 뒤 **〈부록 1: 간호사의 말 한마디가 상담의 힘이 되는 대화 카드 모음〉**에서 볼 수 있다. 이 카드 모음을 책상 위에 두고 상담을 시작하면, 당신의 언어 습관이 얼마나 달라질 수 있는지 스스로도 놀랄 것이다.

사례 2 입원 치료를 결심한 자해 위험 내담자

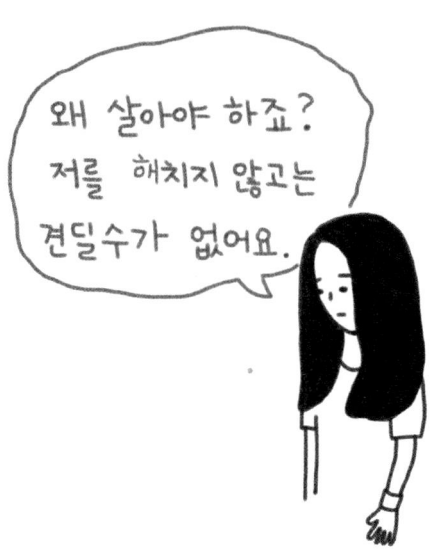

두 번째 내담자는 더욱 절박한 상황이었다. 반복적인 자해와 자살 사고에 시달리는 그녀는 이미 오랜 기간 심리 상담을 받아왔고 자신의 트라우마에 대해서도 잘 알고 있었다. 하지만 그녀에게 가장 시급한 건 생명을 지키는 일이었다. 문제는 그녀가 병원 치료에 강한 거부감을 보인다는 점이었다. 이럴 때 간호사의 배경이 발휘하는 힘은 남다르다. 정신과 병동이

어떤 곳인지, 입원 과정은 어떻게 이루어지는지, 약물 치료는 어떤 방식으로 진행되는지… 수많은 환자들을 직접 돌본 경험이 치료를 망설이는 내담자에게 신뢰의 근거가 되었다.

세 번째 만남에서 그녀는 스스로 병원을 검색하기 시작했다. 그리고 어느 날 '입원하겠습니다.'라는 연락을 해왔다. 입원 후에도 상담은 계속되었고, 퇴원하던 날 그녀가 건넨 말은 지금도 잊을 수 없다.

"입원 기간이 부정적인 기억이 될 줄 알았는데… 살면서 했던 가장 용기 있는 선택으로 기억될 것 같아요."

그녀가 얼마나 큰 용기를 냈는지, 그 시간을 어떻게 버텼는지 지켜본 나 역시 오래도록 가슴이 먹먹했다.

그 외에도 많은 사례들이 있었다. 통증 때문에 불안을 호소하던 내담자가 신체화 증상[1]의 본질을 깨닫고 정신과 치료를 시작한 사례, 자녀의 증상을 오롯이 성격 문제로만

---

1 신체화 증상: 특별한 의학적 원인이나 내과적 이상이 없음에도 불구하고 다양한 신체적 불편감을 반복적으로 호소하는 현상. 주로 심리적인 스트레스나 정서적 갈등이 신체 증상으로 나타난 것으로 이해됨

여기던 보호자가 편견을 내려놓게 된 사례도 있다. 상담하는 간호사로서 그간, 너무나도 많은 변화를 곁에서 지켜보았다.

'간호사라서 다행이다'라는 말을 들을 수 있었던 건, 내가 어떤 특별한 사람이어서가 아니다. 가장 가까운 곳에서 고통을 마주했던 '간호사'였기 때문이다. 하지만 처음부터 이렇게 확신에 찬 건 아니었다.

'정말 간호사가 상담을 해도 되는 걸까?'

처음에는 나도 깊은 회의에 빠져 있었다. 상담이라는 단어를 입에 올리는 것조차 조심스러웠다. '감히 내가…'하는 무거운 부담감이 어깨를 짓눌렀다. 정신건강복지센터에서 일할 때는 더욱 혼란스러웠다. **나는 상담사인가, 사례관리자인가? 간호사인가, 사회복지사인가?** 역할의 경계가 모호한 상황에서 내가 맡고 있는 역할을 설명하는 것도, 정체성을 명확히 규정하는 것도 결코 쉬운 일이 아니었다. 스스로에게 던진 질문 앞에서 무수히 많은 밤을 고민으로 지새웠다. 그런데 10년이 지난 지금, 나는 망설임 없이 말할 수 있다.

"정신 영역의 간호사라면 상담을 안 할 이유가 없어요. 이미 충분히 해오고 있었을 텐데요. 다만 그것이 '상담'이라는 이름으로 불리지 않았을 뿐이에요."

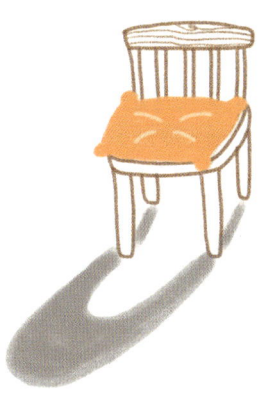

상담은 특정한 자격이나 학위로 시작되는 게 아니다.

'마주할 준비'에서 출발한다.

그리고 간호사야말로 가장 가까운 곁을 지켜온 존재다. 우리는 이미 하고 있었다. 다만 그 이름이 상담이 아니었을 뿐이다. 정신과 병동에서, 정신건강복지센터에서 수많은 내담자와 환자 사이에서 우리는 언제나 가장 가까운 자리에 있었다. 신체와 마음을 오가는 복잡한 질문들 속에서 간호사는 '상담'이라는 본질을 조용히, 꾸준히 실천해왔다. 하지만 내가 만난 수많은 정신영역 간호사들이 스스로의 가치를 너무 쉽게 잊어버리곤 했다. 임상에서 환자들과 가장 가까이 호흡하는 전문가가 그리 많지 않음에도 우리가 배운 것이 단지 '지식'이나 '술기'에 불과하다고 여기고 있었다. 간호학을 지식이나 술기의 범주로만 제한한다면 우리는 임상에서 오더를 수행하는 일, 그 이상의 의미를 찾기 어렵다.

간호사는 본질적으로 '듣는 사람'이다.

특히 정신 영역의 간호사는 치료적 언어를 사용하는 전문가이며 가장 가까이에서 '살아 있는 사람'과 마주해온 사람이다. 의학적 지식과 임상경험 위에 '듣는 힘'을 바탕으로, 감정의 파동을 함께 걸어온 동반자로서의 정체성이 자연스럽게 쌓인다. 간호사의 '듣는 힘'은 단순한 공감을 넘어서 내담자가 미처 짚지 못한 연결 고리를 찾아주는 힘이 되기도 한다. 병원과 일상, 의학과 감정, 치료와 삶을 잇는 정보의 다리. 우리는 그런 다리를 놓는 사람들이다.

한때는 나 역시 이런 정체성의 혼란을 학위나 자격으로 해결하려고 했다. 분명히 해결될 거라고 믿었다. 하지만, 내가 '간호사야말로 상담을 해야 한다'는 확신까지 도달할 수 있었던 건 학위와 자격 때문이 아니었다.

오히려 나를 깊이 변화시킨 건 임상 밖에서 만난 내담자들이었다. 그들의 말 한마디, 그들의 작은 변화. 그 곁에서 나는 '간호사로서 상담한다는 것'의 진정한 의미를 매 순간 새롭게 배워갔다. 수백만원, 수천만원을 들여 취득한 자격증과 학위는 결국 조건일 뿐이었다. 나를 진짜로 움직이게 한 건 함께 걸어온 그들의 변화였다.

나는 다시 묻고 싶다.

'정말 간호사는 상담을 할 수 없을까?'
'아니, 간호사는 상담을 왜, '해야만' 할까?'

이 두 질문이 동시에 떠오른다면 이미 상담의 새로운 관점이 열린 것이다.

그리고 이 글을 읽으며 '나도 상담을 시작할 수 있을까?' 생각이 들었다면 나는 지금 당신에게 손을 내밀고 싶다. 이 여정은 혼자 걷는 길이 아니다. 함께할 수 있다.

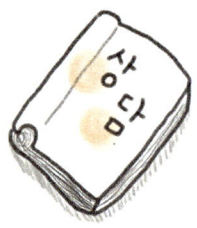

상담은 거창한 언어나 특별한 기술이 아니다.

서로 상(相), 말씀 담(談)

문제를 해결하거나 궁금증을 풀기 위해 서로 의논하고 이야기를 나누는 일로 정의된다(표준국어대사전). 즉, 상담은 어려움을 겪는 누군가와 관계를 맺고 그의 곁에 머무르며 함께 길을 찾아가는 과정이다. 그리고 그 시작은 단순하다. 그저 곁을 지키는 것이다.

나는 그 본질을 한 단어로 요약한다. 바로, '돌봄'이다.

이런 말이 있다.
'나를 100% 이해할 수 있는 사람은 없다. 다만, 이해하려고 노력하는 사람은 있을 수 있다.'

돌봄은 이런 태도에서 시작된다. 단지 '힘든 사람을 도와주는 일'이 아니다. 이해되지 않는 것을 이해하기 위해 귀 기울였던 행위이자 기다리는 시선이다. 포기하지 않는 마음이다. 한 사람의 문제를 단지 의학적 진단으로 귀결시키는 것이 아니라 몸과 마음, 심지어 그 사람이 살아온 시간과 앞으로 걸어갈 길까지 함께 고민하는 일이다. 그리고 간호사가 전하는 돌봄의 언어는 간호사의 시간 속에서 길러진다.

지금까지 내가 해온 상담은 정신간호학의 시선으로 방향을 제시했을 뿐이다. 진짜 변화는 내담자들이 해낸 일이었다. 그 변화들을 함께 하며, 내가 간호사여서 정말 다행이라고 생각한다.

그래서 나는 이렇게 정의하고 싶다.

"정신이 아픈데 어디로 가야 할지 몰라 헤매는 사람들에게 간호학의 지식과 현장 경험, 그리고 마음을 담아 가장 따뜻하고 안전한 돌봄의 언어로 길을 찾아주는 일, 그것이 간호사가 하는 상담이다."

2. "여기서 간호사가 왜 상담을 해요?"

"간호사는 병원에 있어야 하는 거 아닌가요? 여기서 간호사가 왜 상담을 해요?"

정신건강복지센터에 처음 입사해서 같이 근무하던 팀원에게서 들었던 말이다. 그 질문이 단순한 궁금증이 아니라는 것을 단번에 알 수 있었다. 마치 여기에 '당신이 설 자리는 없다'는 경계처럼 들렸다. 순간 얼굴이 화끈거리고 말문이 막혔다. 당황스러웠고 화가 났다. 하지만 정말로 화가 났던 건 따로 있었다. 그 질문에 어떤 대답도 제대로 할 수 없던 나 자신이었다.

그날 밤, 그 질문이 머릿속을 맴돌았다.

'정말 간호사가 상담을 해도 되는 걸까?'
'내가 하는 일이 상담이라고 할 수 있을까?'
'나는 그냥 이야기를 듣고 있는건가?'

며칠을 고민해도 답은 나오지 않았다. 질문을 던진 팀원이 아니라 **나 스스로가 나를 의심하고 있었기 때문**이었다. 이 질문은 그 뒤로도 나를 괴롭혔다. '간호사니까 당연히 할 수 있다'고 생각했지만 정작 나는 '간호사 상담'이 무엇인지 설명할 언어가 없었다. 내가 하는 일이 정말 상담이 맞는지 확신이 서지 않았다.

이후 그 질문에 답을 찾기 위해 부단히 애썼다. 무작정 전국의 강의와 워크숍을 찾아다녔다. 상담 관련 서적을 읽고 배운 내용을 내담자와의 만남에 조금씩 적용했다. 하지만 여전히 '이게 맞나?'라는 의문은 사라지지 않았다.

그래서 선택한 것이 **정신전문간호사 과정**이었다.
"자격이 있으면 확신할 수 있을거야."

그렇게 대학원에 들어갔지만 현실은 기대와 달랐다.

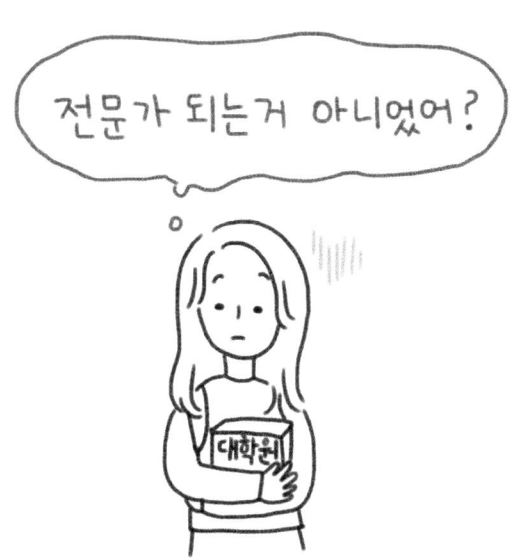

"졸업하고 나면 뭐 할 거야?"

"글쎄… 그냥 병원에서 그냥 간호사로 일하겠지."

"자격증 있다고 해서 달라질 게 있나?"

동기들의 이야기는 충격적이었다. 이미 졸업한 선배들도 마찬가지였다. 대부분이 원래 다니던 병원에서 평간호사로 일하고 있었고 그나마 잘된 경우가 국립정신병원에 들어가는 것이었다. 자격 하나로 세상이 바뀌지 않는다는 사실을 그곳에서 더 명확히 깨달았다.

사실은 대학원에 입학하기 전, 가족들도 내가 정신전문간호사가 되어서 상담하는 일을 한다고 했을 때 반응이 시원치 않았다.

"간호사는 병원에서 일하는 거잖아. 전문간호사는 또 뭐야?"

친구들도 크게 다르지 않았다. 절친한 친구는 대놓고 물었다.

"그거 따서 뭐하려고? 시간 아깝지 않아?"
"너 지금 하는 일, 보건소 방문간호 같은거야?"
"간호사가 상담도 해?"

그럴 때마다 나는 길고 복잡한 설명을 해야 했다.

"간호사도 상담자의 역할을 해. 정신전문간호사는 정신건강 문제를 가진 개인과 가족을 대상으로 심리·사회적 지원을 하고 정신건강 평가부터 인지행동치료, 약물 정보 제공, 위기 개입, 다학제 팀 협업까지 수행할 수 있다고 정의되어 있어. 내가 다니는 정신건강복지센터는…"

이런 설명을 수도 없이 반복하다 보니 어느새 국어사전에 나오는 정의를 통째로 외우게 되었다. 하지만 아무리 구구절절 설명을 해도 상대방의 표정은 여전히 물음표였다.
'누구도 정확히 이해하지 못하는 일을 내가 하고 있는 건 아닐까?'
이런 질문과 시선들이 쌓이면서 나도 지쳐갔다.

그러던 어느 날, 상담을 마치고 돌아서는 내담자가 내 손을 꼭 잡았다.
"선생님이 아니었으면 저는 지금 망가졌을거에요. 이 길고 고통스러운 시간을 함께 견뎌주셔서 감사해요."

그 때 알았다. 내 일을 평가할 기준은 다른 사람이 아니라 내 앞에 앉아 있는 내담자들의 반응이라는 것을. 결국 중요한 것은 자격이나 타인의 평가가 아니었다. 내담자의 반응이 모든 답이었다.

"간호사 선생님, 요즘 약을 먹고 나서 너무 졸려요. 이게 정상인가요?"

"병원에서는 시간이 짧아서 묻지 못했는데…"

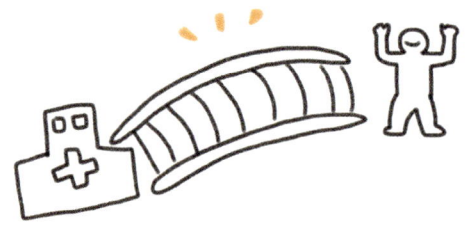

이런 질문을 들을 때마다 느꼈다. 나는 단순히 이야기를 듣는 사람을 넘어서 병원과 일상 사이에 '다리'를 놓는 사람이라는 것을. 약물 부작용, 입원 절차, 몸과 마음의 연결까지 함께 다룰 수 있는 상담자. 이건 간호사 이기에 가능한 일이었다. 그들의 표정과 눈빛이 내가 하고 있는 일의 가치를 증명해주고 있었다.

한 번은 내가 휴가를 갔을 때, 내담자가 다른 팀원에게 이렇게 말했다고 한다.

"간호사 선생님은 언제 오세요? 다른 분 말고 간호사 선생님이랑 이야기하고 싶어요."

그 말을 들었을 때 나는 확신했다.
'내가 여기에 있어야 하는 이유가 분명히 있구나.'
이런 경험들이 하나씩 쌓여가면서 나는 내담자들을 만날 때 가장 먼저 자신을 소개하기 시작했다.
"안녕하세요, 정신전문간호사 이한나입니다."
그러면 내담자들의 눈빛이 달라진다. 그리고 한결 안도한다.
"오..! 간호사 선생님이세요?"
다시 생각해도 어깨가 으쓱해지는 순간이다.

간호사라는 배경 덕분에 나는 위기 상황에서도 침착할 수 있었고 까다로운 보호자와 내담자 사이에서도 조율이 가능했다. 팀원들이 감당하기 어려운 상황이 넘어와도 크게 흔들리지 않았다. 그 모든 경험은 오랜 시간 '돌봄의 본질'을 배워온 결과였다.

그 후로 지금까지 나는 내담자들과 만나는 시간 하나하나를 통해 '간호사가 하는 상담'의 의미를 만들어가고 있다. 현장에서 상담을 시작하는 많은 간호사들이 같은 질문을 품는다.

'정말 상담을 해도 될까?' 그리고 대부분은 비슷한 결론에 도달한다. 해야만 한다고.
지금 다시 그 팀원이 묻는다면, 이렇게 대답하고 싶다.
"맞아요. 간호사는 병원에 있다고들 많이 생각하죠. 그런데, 그렇기 때문에 여기에도 간호사가 필요한 거 아닐까요? 정신과 치료를 망설이는 사람들, 약 부작용을 걱정하는 사람들, 재발의 두려움을 가지고 있는 사람들… 이런 분들에게는 병원과 치료 과정을 가장 잘 아는 사람이 필요해요. 그 두려움을 함께 공감해주고 이해해 줄 사람이요. 그게 바로 간호사만이 할 수 있는 일이에요."

3. 내가 만난 상담의 진짜 얼굴

한때 나는 상담 공부에 미쳐 있었다. 인지행동치료(CBT), 수용전념치료(ACT), 변증법적치료(DBT)… 들을 수 있는 모든 워크숍은 모두 찾아다녔다. 자격이 없어서 들을 수 없는 강의는 이메일로 사정을 하며 '대단한 전문가가 될 테니 제발 듣게 해달라'고 부탁했다.

그 뿐만이 아니었다. 관련 논문을 찾아 읽고 이론서를 파헤쳐 워크시트를 만들었다. 나의 부족함을 지식으로 채워야 한다고 믿었다.

그러나 상담 공부를 하면 할수록 의문이 깊어졌다.
"*CBT 8회기를 다 채워야 하나? 8회기 만에 정말 변화가*

있을까?"

"저항하는 내담자를 어떻게 다뤄야 하지?"

"모르겠다고 일관하는 사람은?"

그 질문들은 결국 실제 현장에서 마주할 수밖에 없는 문제였다. 지금은 간호사들에게 강의할 때, 커리큘럼 안에서 나눌 수 있게 된 이야기이기도 하다. 공부는 끝이 없었다. 상담실 문을 나서면 무거운 짐이 무겁게 내려앉았다. 아무리 준비를 해도 정답은 잘 주어지지 않았다. 의문은 늘어나는데 정답을 찾아 해결하는 일은 드물었다. 기법이 부족한 탓인지, 나의 실력이 문제인지 스스로를 자책했다. 그러던 어느 날, 침묵 속의 용기를 가진 내담자를 만났다.

사례 1 침묵 속의 용기

그는 보호자와 함께 왔다. 모자를 푹 눌러쓰고 얼굴을 깊이 숙이고 있었다. 자발적으로 찾아온 건 아닌 듯 보였다. 보호자는 나를 애절하게 쳐다보며 '제발'이라는 말을 수없이 반복했다.

"제발 좀 도와주세요. 우리 아이가 이대로는 안 될 것 같아요."

상담은 쉽지 않았다. 지금껏 내가 만난 내담자 중 어쩌면 가장 어려웠다고 기억되는 사람이다. 사회불안이 그의 삶을 잠식하고 있었다. 상담 시간 내내 2~3마디 남짓 대답하는 것이 전부였고 한 마디를 꺼내기까지 10분 이상이 걸렸다. 그 10분 동안 나는 미묘한 표정 하나에도 신경을 곤두세웠다. 억지 미소도, 바닥 응시도, 무심한 시선도 그에게는 불편함이 될 수 있었다. 차라리 울며 말하는 내담자가 더 다행스러웠다. 울 수 있다는 것은 감정을 표현할 힘이 있다는 뜻이니까.

그는 어떤 것도 의미가 없어 보였다. 그런데도 상담시간이 되면 늦지 않고 찾아왔다. 말 대신 묵묵히 앉아있는 그 시간 자체가 메시지였다. 그가 침묵 속에서 얼마나 많은 말을 삼키고 있는지 느꼈다. 나중에 알게 된 건, 그가 상담자인 나에게 어떻게 보일까… 두려워하고 있었다는 사실이었다. 말 한마디 내뱉기까지 수 십 번 마음 속에서 말을 고르고 또 고르는 중이었다는 걸.

그 사실을 알고나서 나는 그의 마음을 해부하듯 파헤치거나 조금 더 깊게 들어가는 것을 우선순위에서 뒤로 미뤄두었다. 어떤 기법이 더 중요한가에 대한 싸움이 아니었다. 그저 그의 속도에 맞춰 함께 머무르는 시간을 버티는 것이 더 중요했다. 어떤 용기가 필요했을 지, 얼마나 많은 말을 삼키며 견뎌왔을지, 이런 마음들을 이해하고 알아차리는데 있어서 대화의 양은 중요하지 않았다.

어느 날, 나는 그에게 한 가지를 제안했다.
"혹시… 편지를 써볼래요?"
당시 나는 아동복지시설 아이들과 익명의 편지를 주고받는 프로그램을 기획하여 운영하고 있었다. 그는 세상과 연결될 다리가 절실해 보였다.

'누군가 나를 기다려주고 말을 읽어줄거야.'
그 작은 믿음을 선물하고 싶었다.

그는 파란 하늘이 그려진 엽서를 골랐다. 연필을 쥐는 손이 미세하고 떨렸고 삐뚤빼뚤한 글씨 하나하나에 그의 숨결이 묻어났다. 그 편지가 아이의 따뜻한 답장으로 돌아오자 그의 눈빛은 아주 조금 달라졌다. 마치 오랫동안 닫혀 있던 창문을 처음 열고 바람을 맞이하는 표정 같았다.

그리고 어느 날, 그가 먼저 말을 걸었다.
"선생님… 오늘 컨디션 괜찮으세요?"

단 네 마디였지만 그 말의 무게는 상담의 어떤 기법보다 깊었다. 상담 기간 동안, 내가 그 내담자에게서 얻었던 정보가 얼마나 됐을까? 거의 없었다. 그런데도 그는 상담 시간을 지켰고 약속을 정했다. 그것으로 충분했다. 그가 먼저 건넨 작은 문장이 우리가 함께 버텨온 6개월을 증명하고 있었다.

사례 2 단풍잎이 전한 마음

지금도 기억나는 또 다른 내담자가 있다. 그녀는 조현병 진단을 받았고 외출을 거의 하지 않았다. 그녀는 계절이 어떻게 지나가는지, 하루가 어떻게 변하는지를 매일 창문으로만 볼 뿐이었다. 첫 만남에서 상담을 거절했고 그 뒤로 한 달 동안 일주일에 한 번 안부 문자만 보냈다. 하지만 그 어떤 반응도 없었다.

그러던 어느 날 그녀가 먼저 연락이 왔다. 집으로 와달라는 요청이었다. 설레는 마음을 가득 안고 집을 방문했다.
그러나 그녀의 첫 마디에 마음이 와르르 무너졌다.

"더 이상 연락하지 않았으면 좋겠어요. 그 말 하려고 불렀습니다."

나는 조용히 고개를 끄덕이며 돌아섰다. 발걸음이 무거웠다. 거절의 서운함보다도 홀로 남겨진 그녀가 더 걱정되었다. 정말 괜찮은걸까? 그 뒤로, 문자나 전화를 하지 않았다. 대신, 가끔 집 앞에 쪽지를 붙였다. 분리수거 하러 나갈 때도

보길 바라며.

쪽지를 붙이던 그 날, 발 밑엔 바스락거리는 단풍잎이 흩어져 있었다. 나는 가장 붉게 물든 잎 하나를 골랐다. 이 잎이 계절의 냄새를 전해줄 수 있기를 바라며.

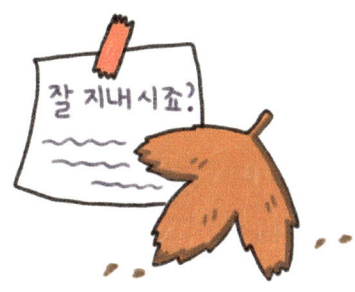

'잘 지내고 계세요? 오늘부터 가을이 왔네요! 단풍잎이 너무 예뻐서 보여드리고 싶었어요. 창 밖의 가을을 느껴 보셨으면 해서요. 부담가지지 마셔요. 이 쪽지는 읽고 버려도 괜찮아요.'

그렇게 3개월이 흘렀다. 그러던 어느 날 그녀가 먼저 연락을 해왔다. '다시 만나고 싶다'고. 이후 우리는 시간을 정해놓고 만났다. 그림에 색칠을 하고 좋아하는 음악을 함께 들었다. 잎사귀 3개 색칠하고 힘들다고 하면 상담은 그것으로 끝냈다. 그녀의 속도에 맞춘 그 짧은 시간들이 쌓이며 집안은 점점 변해갔다. 책상 위에는 색연필과 스케치북이 채워져 있었고 상담 중에 완성한 그림은 하나 둘 액자에 걸렸다. 우리가 함께 한 시간이 남기고 간 흔적이었다.

그 변화는 말보다 컸다. 그리고 알 수 있었다. 그녀가 상담 시간을 꽤나 좋아한다는 것을. 애정하고 기다린다는 것을.

어느 날, 그녀가 말했다.
"선생님 상담 시간이 기다려져요. 그 날이 제일 좋아요. 월요일에 오시죠? 고맙습니다."

변화를 만드는 것은 화려한 기법이 아니라 '진심과 기다림'이라는 단순하지만 가장 강력한 힘이다.

내가 했던 건 사례관리였을까, 상담이었을까?

상담은 기술을 다루는 사람이 되는 것이 아니다. 내담자의 속도를 함께 걷는 사람이 되는 것이다. 기법은 결국 도구다. 도구는 손에 쥐어졌을 때 의미가 생기고 그 손이 내담자에게 다가가려는 진심일 때 비로소 효과를 발휘한다. 그리고 손에 쥐어쥔 도구보다 중요한 건 그 손이 어디를 향하고 있느냐다.

기법이 상담을 잘 보여주는 옷이라면 상담의 진짜 얼굴은 진심과 기다림이다. 편견없는 시선이고 내담자의 속도에 맞춰 그 자리에 함께 머무는 것이다. 말하지 않아도 들을 수 있는 마음, 슬픔을 알아채는 감각, 그 결을 읽어주는 것.

상담을 시작하고 나는 늘 겸손해진다. 내담자들과 함께 했던 시간 속에서 여전히 부족한 나를 마주한다. 기술을 갈망하고 문제를 당장 해결하려는 마음도 결국 나의 조급함이었다. 내가 만든 기준, 나의 만족을 위한 것이었다. 상담은 결국 거창한 기술이 아니라 진심을 보여주는 작은 행동에서 시작된다. 편지 한 장, 단풍잎 하나로 닫힌 마음을 두드릴 수 있다면 그 시간이야말로 상담의 '진짜 얼굴'이다.

상담가는 기법을 잘 쓰는 사람이기 이전에 내담자의 변화에 함께하는 사람이어야 한다. 그래서 이제 나는 새로운 내담자를 만날 때 '어떤 기법을 써야 할까?'를 먼저 생각하지 않는다. 그 전에 이렇게 묻는다.

"이 사람에게 지금 필요한 것은 무엇일까?"

이별한 사람들을 기억하며

이별에 어른스러울 수 있을까?

누구나 만남이 있으면 이별이 있다지만,
나는 내가 간호사라서 마주해야 했던 이별에
단 한 번도 무뎌지지 못했다.

정신건강복지센터에서 일하던 시절,
몇 년 동안 정기적으로 안부를 주고받던 내담자와의 상담이
업무 분배로 마무리되던 날이 있었다.

수화기 너머에서 힘이 빠진 목소리가 들렸다.
"이제… 더 이상 못 보나요? 서운하네요."

마음 한구석이 쓰리고 아팠다.

예정된 이별조차 이렇게나 마음이 저릴 줄이야.

정신건강 영역에서 상담을 하다 보면
만남과 헤어짐이 반복되고,
때로는 예고 없는 부재와도 마주한다.
이별이 힘든 건, 그 만큼 내 마음이 기울었기 때문일 것이다.

불안 때문에 잠을 이루지 못해 정신과 치료를 이어가던 분이
나를 '은인'이라고 부르며 동네방네 자랑하던 순간,
가족이 모두 떠나고 혼자 남겨진 채 화단을 가꾸던 분이
동네를 환하게 만들던 모습,
'따뜻할 때 드세요'라며 밥솥에 잘 간직해둔
도토리묵을 꺼내던 손길…
그 분은 어느 날 예고 없이 뇌출혈로 세상을 떠나셨다.

상담자라면 이별에 어른스러워야 한다고 배웠지만,
나는 여전히 이별이 어렵다.

그럼에도 나는 매번 속삭인다.
"우리, 완전히 이별해요."

상담 현장에서의 '이별', 상담자는 이것을 '종결'이라 부른다.
단순한 작별 인사가 아니라 관계를 건강하게 마무리하고
내담자가 홀로 서는 힘을 회복하게 하는 '마지막 돌봄'이다.

그리고 나는 이 지점에서, 종결에 더 깊은 의미를 덧붙인다.

많은 상담자가 상담의 종결을 상담의 '끝'으로 이해한다. 하지만 상담이 종결된다고 해서 상담의 여정이 끝나는 것은 아니다. 상담의 물리적인 시간이 멈췄다고 해도, 상담에서 주고받은 경험과 서로에게 기억된 상담은 진행형이다. 내담자의 삶 속에서 계속 살아 움직인다. 내담자가 어떤 상황에 부딪히게 될 때마다 다시 떠올려지고 확장되며, 끝없이 업데이트되기 때문이다.

그래서 이 책에서 등장하는 '종결'은 단순한 종료가 아니라, 가장 온전하고 준비된 이별을 뜻한다.

부록에 내가 실제로 사용하는 **〈부록 2: 종결 프로토콜 - 이별 의식 3단계〉**를 담았다. 상담의 종결을 단순히 끝으로만 이해해왔다면 부록을 통해 그 의미가 확장되길 바란다.

누군가와의 이별을 마주해야 할 수밖에 없는 우리, 이제는 준비된 종결로 건강하게 이별해보자. 그리고 또 다른 만남을 향해 걸어가보자.

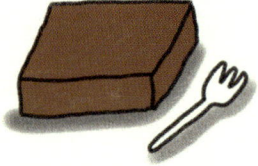

2부

임상 밖에서 새 길을 찾다

1. 임상 밖 첫 유료 상담, 완전히 다른 세계

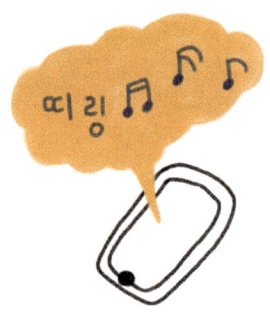

띠링 —

상담 문의 알람이 울렸다. 정신건강복지센터를 떠나 내 이름으로 처음 받은 유료 상담 신청이었다.

"직장인입니다… 정말 우울합니다. 무기력해서 아무것도 하고 싶지 않아요. 출근만 하면 매일 울어요. 작은 실수조차 용납이 안되어서 자꾸 저를 비난하게 돼요. 퇴사를 해야 하나 고민은 하지만 쉽게 결정 내리기가 어려워요. 그리고 퇴사만이 꼭 답은 아닌 것 같기도 해서요. 이러지도 저러지도 못하겠어요."

신청서를 읽는 내내 심장이 두근거렸다. 긴장과 설렘이 섞인 식은 땀이 흘렀다.
'한 시간 안에 내가 할 수 있는 건 뭘까? 정말 '돈 값'을 할 수 있을까?'

하지만 한편으론 이상하게 벅찼다.
간호사가 하는 상담이 가장 단순하고 명료한 도구인 '돈'으로 평가받는 순간이었다. 그 무게감이 나를 각성시켰다.

"드디어 진짜 시작이구나."
첫 유료 상담은 화상으로 진행됐다. 내담자는 화면 속에서 조용히 미소를 지었다. 나는 깊게 숨을 고르며 마음을 정리했다.
이 한 시간을 어떻게 함께 걸어갈지, 그것 만이 중요했다.

상담이 시작되자, 내담자는 퇴사 고민과 무기력, 자기 비난의 마음을 조심스레 꺼냈다.

나는 들으며 느꼈다. 임상 밖 상담만의 세계가 분명히 존재한다는 것을.

임상 밖 상담에서 마주한 다섯 가지 세계

1. 정보 없이 시작하는 낯선 길
- 정신건강복지센터에서는 진단과 치료 이력이 함께 주어졌지만, 임상 밖에서는 오직 내담자의 이야기만이 전부였다.
- 이 사람에 대한 정보는 상담을 통해 듣는 것이 아니면 알 길이 없었다.
- 마치 지도 없이 처음 걷는 길과 같았다.

2. 상담 이후를 스스로 설계해야 하는 책임감
- 첫 상담은 들으며 공감하는 것 만으로도 금방 지나간다. 하지만, 그 다음은?
- 내담자는 묻는다. "저에게 필요한 건 무엇인가요?"
- 상담은 한 시간의 대화만으로 끝나는 것이 아니었다. 정확히는, 진짜 상담은 첫 상담 이후로 시작된다. 다음 걸음을 어떻게 안내할지 스스로 고민하며 상담가로 성장했다.

3. 마지막 기대를 품고 찾아오는 내담자들

- 심리상담, 타로, 명상 등 수많은 시도를 한 후 "간호사 상담은 다를까?"라는 간절함을 안고 찾아왔다.
- 그 간절함이 고스란히 느껴져 동시에 부담도 컸다.

4. 혼자 서야 하는 순간들

- 정신건강복지센터에서는 함께 고민해줄 동료가 있었지만, 임상 밖에서는 모든 결정을 혼자 내려야 했다.
- 그래서 나는 널스업 커뮤니티를 만들었다. 나의 경험과 시행착오를 공유하고 함께 피드백하며 성장할 동료 간호사들이 필요했기 때문이다. 지금도 그 커뮤니티는 나와 비슷한 길을 걷는 이들이 함께 성장하는 중심이 되고 있다. 피드백 커뮤니티 참여는 [에필로그에 소개된 QR 또는 웹사이트]를 통해 확인할 수 있다.

5. 나를 '선택'한 사람들과의 만남

- 정신건강복지센터에서는 상담가 개인의 역량 보다는 국가 기관이라는 점을 보고 찾아오는 사람들이 많았다. 하지만 임상 밖은 달랐다.
- 기관 이름이 아닌, 나의 이름과 철학을 보고 찾아온다.
- 작은 글과 영상, 한마디 메시지가 누군가의 첫 걸음을 만들었다.

첫 유료 상담은 4개월 동안 이어졌다.

우울감으로 숨조차 고르기 힘들었던 내담자는 마지막 상담에서 이렇게 말했다.

"이제는 저를 너무 몰아붙이지 않으려고요. 조금은 괜찮아진 것 같아요."

그 말을 듣는 순간, 가슴이 먹먹해졌다.
'내가 이 길을 선택하길 잘했다.'
임상 밖 상담은 자유롭지만, 책임감이 무겁다. 외롭지만, 그 어느 때보다 진실한 만남이 가능하다.

첫 *"띠링-"* 소리는 지금도 내게 시작의 종소리처럼 울린다.

2. 상담만이 나를 살아있게 했다

"한 주 동안 어떻게 지내셨어요?"

상담실 문을 열며 건네는 이 한마디가 어느 순간부터 나에게 생존의 신호가 되었다. 무기력했던 몸이 이 순간만큼은 살아났다. 마치 잠들어 있던 감각이 깨어나는 것 같았다.

정신건강복지센터에서 일하던 마지막 1년은 버티기 어려웠다. 출근길마다 발걸음이 무거웠고 책상에 앉으면 시간이 더디게 흘렀다. 회의 자리에서조차 동료들의 목소리가 멀게만 느껴졌다.

'내가 여기서 뭘 하고 있는 거지?'

그런데 이상했다. 상담실에 들어서는 순간만큼은 완전히 다른 사람이 되었다. 온 감각이 깨어났고 집중력이 돌아왔다. 내담자의 표정 하나, 말투의 변화 하나까지 집중하며 놓치지 않으려 애썼다. 상담이 끝나고 후련한 얼굴로 돌아서는 내담자를 볼 때면 스스로를 향해 '오늘도 잘했다'라는 말을 건넬 수 있었다. 그 시간만이 내가 살아있음을 느끼는 유일한 순간이었다.

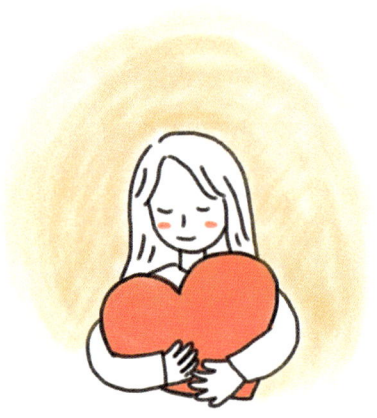

특히 잊을 수 없는 순간이 있다.

6개월째 상담을 받던 내담자가 어느 날 말했다.

"선생님, 어제 친구들과 만났어요."

5년 동안 집 밖을 나가지 못하던 그가 드디어 세상으로 나섰다. 다른 사람들에게는 '외출한다'는 사소한 일이 그에게는 얼마나 큰 용기가 필요한 일인지 그 무게를 알기에 나는 놀라지 않을 수 없었다.

"어떠셨어요?"
"생각보다 괜찮았어요. 물론 떨리긴 했지만, 견딜 만했어요."

그 순간 전율을 느꼈다. 온몸에 소름이 돋았다. 한 사람의 삶이 조금씩 변해가는 과정을 지켜보는 것, 이것이 바로 상담의 힘이구나.

또 다른 내담자는 상담 3개월 후 이렇게 말했다.

"요즘 거울을 볼 때 못 생겼다는 말을 안 하게 됐어요. 그냥 '나'라고 생각해요."

자해를 반복하며 자신을 혐오했던 그녀가 드디어 스스로를 있는 그대로 받아들인 것이다. 상담실에 들어설 때마다 진동하던 향수 냄새와 수수한 얼굴을 가리고 있던 짙은 화장이 지워져 있었다. 그 변화 앞에서 나는 숨이 멎는 것 같았다.

이런 순간들이 쌓여갈 때마다 나는 확신했다.
'내가 평생해야 하는 일이구나.'

하지만 현실은 냉정했다.
"한나샘, 상담에 너무 많은 시간을 쓰네요. 다른 업무도 있으니까 효율적으로 해주세요."
"상담 횟수를 늘리는 것보다 빨리 종결하는 게 좋겠어요. 곧 분기별 보고가 있을 예정이니 이 목표에 부합하는 것에 집중했으면 해요."

상사의 피드백은 늘 효율성, 회전율, 수치로만 상담을 평가했다. 그 말을 들을 때마다 가슴이 답답했다. 그렇게 나의 진심은 종종 무시되었다. 내가 쏟는 시간과 에너지, 내담자와의 깊은 연결, 변화에 대한 진심 어린 관심… 이 모든 것들이 단 한마디, '비효율적'이라 불렸다.

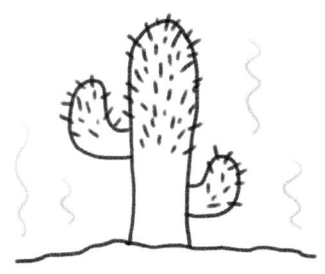

그럴 때마다 나의 가치와 직장의 가치가 부딪히며 내면에서 소용돌이를 만들었다. 나는 그 갈등 속에서 마치 사막 위에 혼자 서있는 느낌이었다. 바짝 말라갈 것만 같았다.

그 날 오후, 6개월 동안 함께 했던 내담자가 눈물을 글썽이며 말했다.

"선생님, 저를 포기하지 않아주셔서 감사합니다."

그 한 마디가 소용돌이를 단번에 잠재웠다. 그때 알았다. 내가 누구의 평가를 기준으로 살아야 하는지를. 상사의 평가는 조직의 기준에 맞춘 것이었다. 하지만 내담자의 평가는 삶의 변화였다. 절망에서 희망으로, 고립에서 연결로, 자해에서 자기 돌봄으로의 변화.

어느 쪽이 더 중요한가?

나는 결심했다. 내담자의 평가를 기준으로 살겠다고. 그 결심은 또 다른 도전으로 이어졌다. 나만 알고 있기엔 아까운 변화들을 세상에 나누고 싶어졌다. 그래서 가장 먼저 한 일은 글을 쓰는 것이었다. 첫 글을 발행하기 전, 발행 버튼 앞에서 한 시간을 망설였다.

'심리 상담사가 아닌데 이런 글을 써도 될까?'

하지만 나의 경험과 지식이 누군가에게 작은 위로가 될 수 있다면 그걸로 충분했다. 첫 댓글이 달렸을 때의 떨림을 잊을 수 없다.

"저도 간호사인데, 상담에 관심이 있었어요. 이런 관점으로 생각할 수 있다니 놀라워요. 저도 다시금 저의 일을 생각해보게 되네요. 감사합니다!"

가슴이 뛰었다. 내가 혼자가 아니구나. 같은 고민을 하는 사람들이 있구나. 그 이후로도 내가 쓴 글을 주기적으로 읽으러 오는 사람들이 생겼다.

"정신과 치료가 두려웠는데, 선생님 글을 보고 조금 마음이 놓였어요."

"병원에서는 못 들었던 이야기들이에요."
"선생님 글을 보고 용기를 냈어요."

이런 반응은 내 가슴을 뛰게 했다. 누군가에게는 위로가 되고, 누군가에게는 용기가 되고 있었다.

'나의 전문성이 콘텐츠가 될 수 있구나. 그리고 그 콘텐츠를 통해 더 많은 사람들에게 닿을 수 있구나.'

글을 넘어 유튜브도 시작했다. 목소리만 내던 영상은 점점 더 많은 구독자와 연결되었고, 그들의 댓글은 내 두려움을 덜어주었다.

"간호사 선생님의 이야기가 현실적이라 도움이 돼요."
"이런 관점이 정말 신선해요. 두렵고 막막했는데… 오래 활동해주세요."

4개월 후, 구독자 1,000명을 돌파하며 내 콘텐츠의 영향력이 눈에 보이기 시작했다. 어느날 예상치 못한 연락이 왔다.

"선생님 영상 보고 상담받고 싶어서 연락드렸는데, 개인적으로 상담 받을 수 있을까요?"

이런 문의들이 늘어나기 시작했다. 하지만 센터에 소속된 이상 그 요청을 받을 수 없었고 매번 이렇게 설명해야 했다.

"죄송합니다. 지금은 센터에서 일하고 있어서 개인 상담은 어려워요."

그 순간 또 다른 질문이 마음 속에 피어났다.
'내가 정말 하고 싶은 건 무엇일까?'
센터의 틀 안에서는 한계가 명확했다. 시간과 업무에 묶여 내가 가진 역량을 모두 쏟아내기 어려웠다.

"언젠가는 나만의 방식으로 진짜 필요한 사람들을 만나고 싶다."

그 꿈이 점점 선명해졌다. 그렇게 정신건강복지센터를 떠났다.

지금까지도 상담실에서 느꼈던 그 '살아있음'이 내 일상 전체로 확장되고 있다. 글을 쓸 때, 영상을 만들 때, 새로운 내담자를 만날 때. 모든 순간이 생생하게 살아있는 시간이다.
정신건강복지센터를 떠나기로 한 건 결국 이 살아있음을

더 크게 키우기 위해서였다. 더 이상 제한된 틀 안에서 내 가능성을 가두고 싶지 않았다. 내가 진짜 살아있다고 느낄 수 있는 곳에서 내 방식대로 더 많은 사람들을 돕고 싶었다. 지금의 나는 간호사이자 상담가이고, 콘텐츠 크리에이터이며 회복의 증인을 자처하는 사람이다. 국내에서 상담하는 간호사라는 정체성은 단순한 역할을 넘어서, 하나의 새 길이 되었다. 그리고 그 길의 시작점에 내가 서 있다.

그러나 이 길을 혼자 걷기에는 너무 외롭고 어려웠다. 어느 순간부터는 같은 고민을 하는 동료들, 비슷한 꿈을 품은 간호사들과 나누고 싶었다. 이 마음이 닿아 내가 먼저 걸어온 길을 보여주고 경험을 나누며, 뜻을 함께 하는 동료들을 만났다. 그리고 여전히 찾고 있다. 이 길을 함께 걸어갈 사람들, 서로의 시행착오를 나누고 함께 답을 찾아갈 사람들을. 그런 마음으로 글을 쓰고 커뮤니티를 운영한다. 나만의 길을 공유하는 동시에 같은 길을 꿈꾸는 사람들에게 작은 용기가 되고 싶어서. 누군가 이 글을 통해 *"나도 할 수 있을까?"* 를 떠올린다면 이 책을 쓴 이유는 다한 것이다.

지금도 내담자를 만나고 새로운 글을 발행할 때마다 나는

이렇게 느낀다.

"나는 살아있다. 그리고 이 길을 함께 걷는 사람들이 있기에 더 단단해진다. 이 길의 한 가운데서 오늘도 확신한다. 누군가의 변화를 이끄는 일은 나의 직업을 넘어, 나의 존재 이유다."

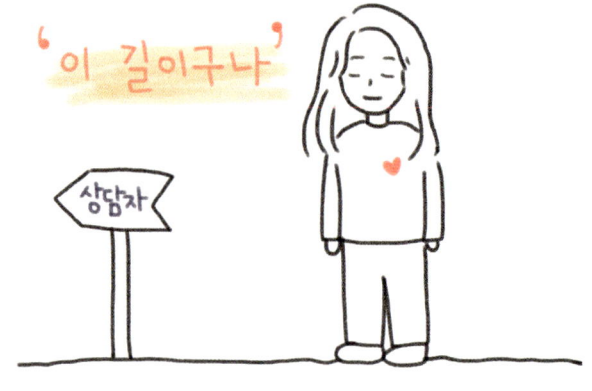

3. 심리상담사와 상담하는 간호사, 무엇이 다를까?

　임상 밖에서 상담을 시작했을 때 예상하지 못했던 질문이 쏟아졌다.
　"선생님은 심리상담사인가요?"
　그때마다 잠시 멈춰야 했다. 나는 간호사다. 그런데 상담을 한다. 그렇다면 나는 상담사인가? 하지만 심리학과를 다닌 것도 아니다.

　'그럼 나는 정확히 무엇인가?'
　'나는 어떤 정체성으로 이 일을 설명할 수 있을까?'

　사람들은 흔히 간호사를 '병원에서 주사 놓는 사람'으로만 인식한다. 반면, 상담은 심리학 전공자가 하는 일로 여긴다. 이

두 영역 사이에서 간호사의 상담 역할은 늘 애매했다. 하지만 이 애매함 속에서 나는 오히려 간호사만이 할 수 있는 고유한 가치를 발견했다. 이 깨달음은 혼란스러운 현실을 마주하며 더 선명해졌다. 현재 등록된 심리상담 관련 민간 자격증은 3천개를 넘어섰다(2025년 7월 기준, 민간자격정보서비스). 거의 매일 새로운 자격증이 생기지만 교육 과정이나 인증 기준은 천차만별이다. 게다가 '보건업 및 사회복지서비스업'으로 등록된 관련 사업체가 13만개 이상에 달한다(2020년 기준, 통계청 KOSIS). 하지만 이 거대한 시장 속에서도 정부가 공인한 제도와 연결되는 상담 서비스는 극히 제한적이다.

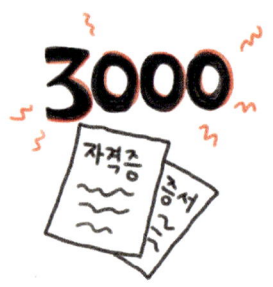

2024년 7월부터 시행된 '전국민 마음투자 지원사업'은 전국민 누구나 연 8회까지 1회 최소 50분의 1:1 상담을 바우처 형태로 지원하는 제도다. 나이와 소득 제한 없이 우울이나 불안 등 심리적 어려움이 있다고 인정되면 누구나 신청할 수 있다. 정신건강복지센터나 대학교 학생상담센터 등 '상담 필요'로 인정한 의뢰서, 정신의료기관 의사의 진단서 또는 소견서, 국가 건강검진 중 우울증 선별검사에서 중증 이상의 우울(10점 이상)이 확인된 결과 통보서 중 한 가지 이상을 제출하면 된다. 1회 최대 지원금은 1급 8만원, 2급 7만원으로 경제적 부담 때문에 상담을 주저하던 사람들에게 실질적인 기회를 제공한다.

운영 자격은 정신건강 전문요원에게 주어진다. 1급 유형은 정신건강전문요원 1급, 2급 유형은 정신건강전문요원 2급 자격이 있으면 바우처 기관 운영이 가능하다. 서비스 제공을 위해서는 약 10평(33㎡)이상의 상담 공간, 자격을 갖춘 제공기관장 1명, 제공인력 1명 이상이 필요하며 시·군·구 등록 심사를 거치면 운영할 수 있다. 즉, 정신건강전문요원인 정신건강간호사 1급과 2급 모두 임상 밖에서 상담센터를 운영할 자격을 가진 셈이다.

하지만 현실은 다르다. 실제 등록된 바우처 기관은 1,474개소(2025년 4월 기준)에 불과하다. 병·의원을 제외하고라도 전체 13만개가 넘는 관련 사업체 중 1%도 채 되지 않는다. 정신건강복지센터에서 근무하는 동료들도 '연결 가능한 센터가 손에 꼽힌다'고 말할 정도로 현장 접근성에는 큰 공백이 있다.

접근성 문제는 여기서 끝나지 않는다. 우리나라 정신장애 평생 유병률은 27.8%로 4명 중 1명이 정신질환을 경험한다. 하지만 정신건강서비스 이용률은 12.1%에 그친다. 이는 캐나다 46.5%, 미국 43.1%, 벨기에 39.5%에 비하면 현저히 낮은 수치로, 캐나다의 4분의 1 수준에 불과하다.(국가정신건강현황 주요지표, 2023년 기준).

이 수치들이 말해주는 건 명확하다. 우리나라 정신건강 시스템은 여전히 치료 중심으로 설계되어 있고 예방, 재발 방지, 일상 회복을 돕는 서비스는 턱없이 부족하다는 것. 이런 혼란스러운 현실에서 나는 간호사만이 할 수 있는 독특한 가치를 발견했다. 병원과 상담 사이의 틈새를 메우며 생활 기반 회복 지원에서 강점을 가지고 있는 직군이 바로 '간호사'이기 때문이다.

간호사 면허는 국가가 인정한 의료인 자격으로, 4년간의 체계적인 교육과정, 국가고시 합격, 지속적인 보수교육까지 거쳐야 하는 엄격한 기준이 있다. 더욱이, 정신건강전문요원은 1년의 수련 기관을 거치고 시험에 합격한 사람들에게 주어지는 국가 자격증이다. 특히 정신전문간호사의 경우 석사 이상의 추가 교육과정과 임상 경험을 요구하는 상위 자격증이다. 이 모든 자격 과정은 보건복지부가 인증한 자격증으로, 단기간에 취득할 수 있는 민간 자격증과는 차원이 다른 전문성을 가진다.

실제 상담에서도 차별성이 명확하게 드러난다.
"요즘 복용하는 약 때문에 부작용은 없으세요?"
"수면 패턴이 바뀐 것과 기분 변화가 관련이 있을 수 있어요."

심리상담사가 다루기 어려워하는 의료적 영역까지 자연스럽게 포함시키며 일상의 회복을 돕는 상담으로 확장할 수 있었다. 이 애매한 위치가 오히려 간호사 상담만의 강점이었다.

간호사만이 가진 고유한 강점 3가지

1. 의료진의 전문성 + 상담사의 따뜻함
2. 병원에서 미처 다루지 못한 부분을 메우는 상담
3. 약물과 일상을 함께 바라보는 통합적 접근

이런 포지셔닝은 오히려 간호사 상담의 독특함과 경쟁력이 되었다.

물론 한계도 분명히 있다. 정식으로 심리학을 공부한 상담사들에 비해 이론적인 배경이 할 수 있고 복잡한 심리적 문제를 다루는 데는 더 깊은 훈련이 필요하다. 하지만 다른 관점에서는 의료인으로서의 사명감과 신중함이 무분별한 상담을 막는 안전장치가 되었다. *"내가 해도 될까?"*라는 질문을 스스로에게 던지는 간호사들의 태도는 오히려 내담자에게 깊은 신뢰를 준다.

나는 심리상담사도 아니고, 일반적인 간호사도 아니다. 그렇다고 진단하고 처방하는 의사도 아니다. 나는 '일상의 회복을 돕는 상담하는 간호사'다. 상담은 단지 대화를 나누는 시간이 아니다. 누군가의 일상을 복원하고 자존감을 회복시키며 다시 살아갈 힘을 북돋는 모든 과정을 포함한다. 특히, 간호사가 하는 상담은 치료가 아닌 회복을 위한 동행이다.

- ☐ 신뢰성: 국가가 인정한 의료인 자격
- ☐ 전문성: 임상 경험과 의료 교육 기반
- ☐ 통합성: 몸과 마음을 함께 보는 총체적 접근
- ☐ 접근성: 의료와 상담을 잇는 다리 역할
- ☐ 연속성: 치료 중심에서 예방과 조기개입으로의 확장

나는 확신한다. '상담하는 간호사'는 정신건강 분야에서 꼭 필요한 새로운 대안이라고. 12.1%에 불과한 정신건강서비스 이용률을 높이고 의료와 상담 사이의 공백을 메우며 무분별한 자격증 남발로 혼란스러운 시장에 신뢰할 수 있는 유일한 직군이 간호사라고 믿는다.

'간호사가 상담을 한다'는 말이 낯설지 않은 시대.
그 시대의 시작점에 우리가 서 있다.

4. 내담자를 만나기 전, 가장 먼저 바뀐 건 '생각'이었다

"상담을 한다는 건 사람을 다시 보는 법을 배우는 일이다."
임상 밖에서 상담을 시작하며 가장 먼저 깨달은 진리였다.

10년간 간호사로 일하며 몸에 밴 습관이 하나 있다. 사람을 만나기 전 먼저 '정보'를 훑는 것이다. 진단명, 병력, 의뢰 경로 등등… 사람을 기록으로 이해하는데 익숙했다.

'우울하다고 했으니 우울증일 가능성이 높겠지?'

'매일 운다는 건 꽤 심한 상태일 수도…'

'혹시 자해나 자살 사고는 없을까?'

하지만 임상 밖 상담에서는 그런 정보가 없었다. 내담자가 남긴 건 몇 줄의 신청서뿐이었다.

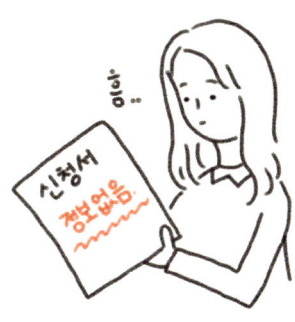

임상 밖으로 뛰쳐나와 가장 먼저 깨부숴야 했던 것은 나의 이런 습관을 뒷받침하는 생각이었다. 문제부터 파악하려고 하는 습관, 그리고 그걸 곧장 해결해주려는 조바심.

'이제는 기록이 아니라, 그 사람 자체를 만나는 눈이 필요하다.'

이 깨달음은 내 안에서 낯선 전환을 불러왔다. 내담자를 만나면서 이러한 생각은 자연스럽게 깨지기 시작했다.

"사실 우울한지도 잘 모르겠어요. 그냥… 뭔가 이상해요."

'이상하다'는 건 뭘까? 우울증 진단 기준으로는 애매한 표현이었다.

"회사에 가면 일은 잘 해요. 동료들도 저를 밝은 사람이라고 생각하고요. 그런데 집에 오면… 갑자기 텅 비는 느낌이에요. 얼마 전부터는 회사만 가면 눈물이 자꾸 나서 몰래 숨어서 울고 그래요."

나는 머릿 속으로 DSM-5[1]의 우울증 진단 기준을 떠올렸다가 이내 포기했다. '우울한 기분이 하루종일, 거의 매일 지속되는가', '흥미나 즐거움이 현저히 감소했는가…' 이런 기준으로 한 사람의 문제를 결정짓는 것은 너무나도 어려운 일이었다. 정신과적 증상으로 이해하려던 내 시도가 무의미해졌다.

사실은 할 수 없는, 해서는 안되는 일이었다. 진단명으로는 결코 포착할 수 없는 삶의 결을 이해한다는 것은. 대신 내담자들의 실제 경험에 귀 기울이게 되었다. 그 이후 몇 번의 상담을 더 진행하면서 나는 완전히 새로운 세계를 발견했다.

어떤 내담자는 불안하다고 찾아왔다. 그러나 이야기를 들어보니 불안이 아니라 기대하는 마음에 대한 실망에 가까웠다. 또 다른 내담자는 우울하다고 상담을 신청했지만

---

[1] DSM-5(정신질환의 진단 및 통계 편람 제 5판): 미국정신의학회(APA, American Psychiatric Association)에서 발간한 것으로, 현재 전 세계적으로 가장 널리 사용되는 정신질환 진단 기준

우울이 아닌 권태였다. 안정적이지만 재미없는 일상에 지쳐있는 상태였다.

진단명이라는 렌즈를 벗고 나니 훨씬 다양한 삶의 결이 보였다. 나는 이 과정에서 간호사적 시선을 바탕으로 상담의 폭을 넓혀 나갔다.

간호사는 몸과 마음을 함께 바라볼 수 있는 유일한 상담자다.

"요즘 잠은 어떻게 주무세요?"

"식사나 컨디션은 어떤가요?"

이런 질문은 심리상담만으로는 놓치기 쉬운 신체적 변화를 자연스럽게 드러낸다. 또, 약물 복용, 수면 패턴, 생활 습관까지 살펴보며 마음 문제의 숨은 단서를 찾아낸다. 위기 상황에서도 침착함은 간호사의 강점이다. 내담자가 갑자기 자해 이야기를 꺼내더라도 당황하지 않았다. 그간 정신건강복지센터에서 무수히 경험하며 다져온 대응력이 있었기 때문이다.

하지만 상담가로서 성장하기 위해 포기해야 할 것들도 있었다. 간호사이기에 자연스레 갖고 있던 습관들이었다. 그리고 이런 습관들은 상담에 있어서 독이 된다.

1. 빠른 문제 해결 욕구

병원에서는 문제가 생기면 빠른 해결이 우선이었다. 하지만 상담에서는 해결보다 함께 머무는 시간이 더 큰 힘이 되기도 한다. 이 욕구를 내려놓아야만 혼자 앞지르지 않고 내담자가 원하는 속도에 맞춰 걸어갈 수 있었다.

2. 전문가로서의 권위적 태도

의료인으로서의 권위는 상담실 안에서 벗어던져야 했다. 상담은 수평적이고 협력적인 관계에서 시작된다. 전문성을 앞세운 권위는 내담자의 마음의 거리를 멀게 할 뿐이었다.

3. 환자–치료자 관계의 틀

가장 큰 변화는 접근 방식 자체였다. 문제를 파악하는 것이 아니라, 이 사람의 삶을 이해하고자 하는 태도에 집중했다. 그리고 계획에 대한 일방적인 실행이 아닌 함께 공감하고 탐색하는 것이 더 중요했다.

예전의 나였다면 우울하다는 내담자에게 *"우울 증상이 언제부터 시작되었나요?"* 라고 물었을 것이다.

하지만 지금은 이렇게 묻는다.

"요즘 하루는 어떻게 흘러가세요?"

"작은 즐거움을 느끼는 순간이 있나요?"

이런 질문들은 사소해 보이지만 내담자의 마음의 문을 여는 열쇠가 된다. 상담의 초점이 '증상 중심'에서 '사람 중심'으로 시선을 옮기게 되면, 내담자 또한 치료 대상자가 아닌 '삶의 주인공'이 된다. 그렇게 삶에서 회복하는 힘을 다시 세우고 작은 기쁨을 찾아냈으며, 불안을 기대감으로 재해석하는 순간들을 함께 했다.

더 많은 시작 질문과 피해야 할 질문은 **〈부록 3: 사전 편향 깨기 질문 리스트〉**에서 확인할 수 있다. 상담 전, 질문을 다시 한번 정리하고 점검하는 것 만으로도 대화의 결이 달라질 것이다.

이러한 관점의 변화는 나를 '치료하는 간호사'에서 '함께 걷는 상담자'로 바꿔 놓았다.

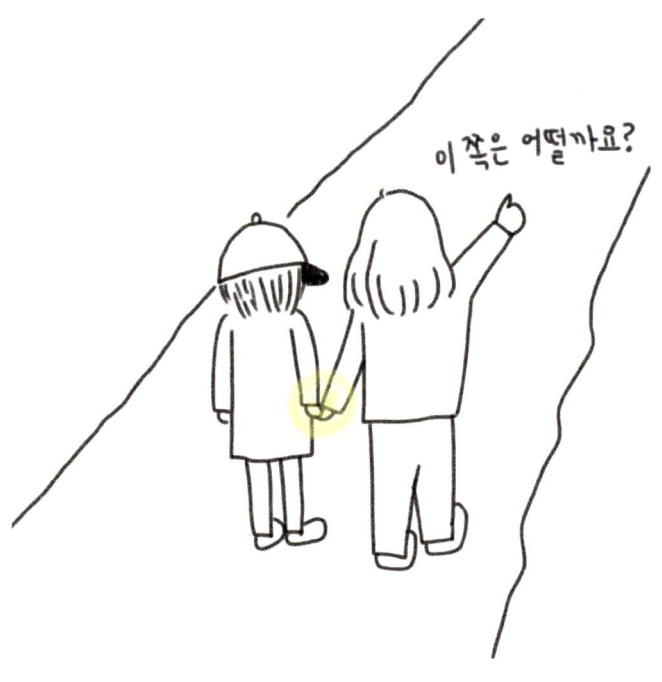

"진정한 상담의 힘은 정보에 갇히지 않고, 여러 시선을 통합할 수 있는 능력에서 나온다."

간호사의 눈으로 마음과 연결된 신체를 살피고 상담자의 마음으로 감정을 듣는다. 때로는 실용적인 조언을 주고 때로는 함께 침묵한다. 간호사에서 상담가로의 전환은 단순히 직업을 바꾸는 일이 아니었다. 세상을 바라보는 눈이 바뀌는 일이었다. 치료에서 관계로, 증상에서 삶으로, 문제에서 가능성으로. 이 과정을 거치며 나는 진정한 의미의 '상담하는 간호사'가 되었다.

여전히 내담자를 만날 때마다 묻는다.
'오늘은 간호사의 눈이 필요할까, 상담자의 마음이 필요할까?'
그리고 매 순간, 가장 진실한 선택을 하려 한다. 이것이 내가 찾은 간호사만의 상담이다. 그리고 이 시선이 앞으로 너 많은 간호사들에게 새로운 가능성의 불씨가 되기를 바란다.

5. 상담의 가격은 어떻게 정해지는가

정신건강복지센터를 떠나 처음 마주한 고민은 가치의 무게를 숫자로 표현하는 일이었다.

'내 상담에 얼마의 가치를 매겨야 할까?'

그 질문은 내게 낯설고도 묵직하게 다가왔다. 내가 하는 상담의 비용을 받는다는 것은 그동안 생각조차 하지 못했다. 오랫동안 정신건강복지센터에서 무료로 상담을 해왔던 터라 돈을 받는다는 게 어색했다. 이건 단순히 숫자를 정하는 문제가 아니라 나 자신과 내담자 모두에게 주는 '하나의 약속'이었다.

무료 상담을 하던 시기에 내 마음가짐은 확실히 달랐다. '무료니까…'라는 생각이 무의식적으로 스며들어 준비와 몰입이 조금 느슨해질 때가 있었다. 이 경험으로 가치는 스스로 세우기도, 깎기도 한다는 것을 알았다. 내담자 역시 비슷했다. 당일 취소가 잦았고 '그냥 한 번 받아볼까?'라는 가벼운 마음으로 신청하는 경우도 많았다.

상담의 가격을 정하는 과정에서 중요한 것은 시장 가격이나 타인의 기준이 아니다. 내가 내담자에게 줄 수 있는 변화, 나의 전문성과 철학, 그리고 그 무게를 견디겠다는 각오다. 결국 가격은 단순한 숫자가 아니라 서로가 진지하게 변화에 임하겠다는 신호였다. 더 정확히는 가격을 정하는 일은 상담하는 간호사로서 자신에게 묻는 질문이기도 하다.

'정말 이 금액만큼의 가치를 주고 있을까?'

이 질문은 나를 더 꼼꼼하게, 성실하게 만든다.

상담 준비는 이전보다 두 배가 됐다. 정신건강복지센터에서 해오던 상담과는 다른 부분이 분명히 있어야 한다고 생각했다. 상담 후 내담자가 만족스러운 표정을 보이면 안도했고 어딘가 아쉬워하는 듯하면 밤새 고민했다.

이 과정에서 깨달은 것들이 있다.

1. 가격은 내 전문성의 지표다.

가격을 올릴 때마다 나는 그에 걸맞은 전문성을 갖춰야 한다는 압박을 느꼈다. 덕분에 더 많이 공부했고 더 꼼꼼히 준비했다. 가격이 나를 성장시키는 동력이 된 것이다.

2. 가격은 내담자를 선별한다.

저렴할 때는 호기심으로 오는 사람들이 많았다. 하지만 가격이 올라갈수록 정말 절실한 사람들, 변화를 원하는 사람들만 찾아왔다.

3. 가격 책정은 철학이다.

다른 상담사들의 가격을 참고할 수는 있지만 내가 만나고 싶은 내담자와 내가 줄 수 있는 가치를 기준으로 결정해야 한다.

가격을 정할 때 던진 3가지 질문

1. 나는 어떤 전문성을 내담자에게 줄 수 있는가?
2. 내 상담을 통해 내담자가 기대할 수 있는 변화는 무엇인가?
3. 나는 그 변화에 걸맞은 준비와 책임을 감당할 수 있는가?

이런 질문에 대한 답을 스스로 찾아가는 과정에서 자연스레 '나만의 가격 기준'이 만들어진다.

상담 경력이 쌓이고 전문성이 높아지고 내담자들의 만족도가 올라갈 때마다 가격에 대한 고민은 계속된다. 하지만 예전처럼 움츠러들지는 않는다. 내가 전하는 가치를 당당하게 말할 수 있게 되었다.

"가격은 내 상담의 무게를 스스로 정하는 일"

가격은 숫자가 아니다. 그리고 정답이 없다. 나의 가치이고, 철학이며, 성장의 척도다. 지금 상담을 시작하려는 간호사가 있다면 이렇게 말하고 싶다.

"가격을 정하는 일을 두려워하지 마세요. 그 과정에서 당신의 진짜 가치를 발견하게 될 겁니다."

가치를 정하는 일은 스스로를 증명하는 첫 용기다. 그 용기를 품는 순간, 이미 상담하는 간호사로서 길 위에 서있는 것이다.

6. 프리랜서의 현실

새벽 3시. 컴퓨터 화면 앞에 앉아 상담 기록을 정리한다.

아이를 재우고 설거지를 마친 뒤 겨우 내 시간이 시작되는 시간 밤 10시. 그 이후가 나의 진짜 업무 시간이다. 상담 기록 작성, 다음 상담 준비, 블로그 글쓰기, 영상 편집 등 해야 할 일은 끝이 없다.

"프리랜서는 자유로워서 좋겠다."
이 말을 들을 때마다 웃음이 새어 나온다.
자유? 언제?

정신건강복지센터를 떠날 때, 나는 아이와 시간을 더 보내면서도 내가 좋아하는 일을 할 수 있는 삶을 꿈꿨다.

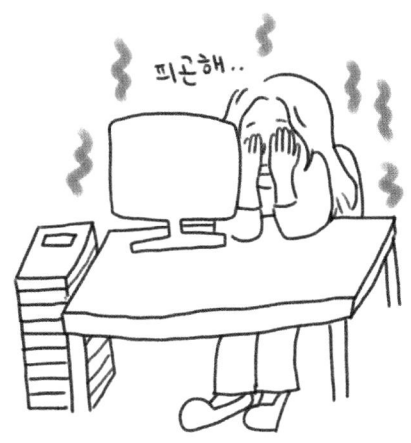

'아이를 돌보고 내가 만든 상담 일을 하고… 얼마나 좋을까?'

하지만 현실은 달랐다.

> 오전 7시: 아이 깨우기, 아침 준비
> 오전 9시: 아이 등원
> 오전 10시-오후 3시: 업무 시간 (집중할 수 있는 유일한 시간)
> 오후 3시: 아이 하원
> 오후 3시-밤 9시: 육아 전담
> 밤 9시: 아이 재우기
> 밤 10시-새벽 3시: 업무 재개

하루 중 온전히 내 일에 집중할 수 있는 시간은 오전 몇 시간뿐이다. 나머지 업무는 모두 밤으로 미뤄졌다. 센터에서 근무할 때는 오전 9시부터 오후 6시까지 '일만 하는 시간'이 있었다. 퇴근 후엔 일과를 잊을 수 있었고 주말에는 쉴 수 있었다. 그러나 지금은 하루 24시간이 육아와 일로 겹쳐져 있다.

"그때는 참 여유가 있었구나…"

정해진 출퇴근 시간, 업무와 휴식의 분명한 경계, 주말의 휴식… 그런 것들이 얼마나 소중한지 뒤늦게 알았다.

일과 육아의 경계가 점점 허물어질수록 나는 점점 지쳐갔다. 특히 '내 일'이 되고 나니 완벽주의가 심해졌다.

"내 이름으로 하는 일인데 대충 할 수 없지."

상담 준비는 두 배로 늘었고 블로그 글 하나를 쓰는데도 몇 시간이 걸렸다. 센터 시절에는 시키는 일만 잘하면 됐지만 지금은 상담의 질, 내담자의 만족도, 수입까지 모든 결과가 내 책임이다.

남편이 걱정스러운 표정으로 말했다.

"요즘 너무 일만 해. 좀 쉬어."

압박감은 나를 끝없이 몰아붙였다. 주말에도 일을 하고 가족 여행 중에도 노트북을 들고 갔다. 아이가 낮잠을 자는 틈에도 일을 했다. 어느덧 나는 일중독자가 되어버렸다. 여가 시간은 사치가 되어 버렸고 모든 시간을 효율성과 생산성으로 판단하게 되었다. 연속된 야간 근무는 결국 번아웃으로 이어졌다. 몸이 먼저 무너진 것이다.

어느 날 아침, 평소처럼 아이를 깨우려다가 몸이 움직이지 않았다. 머리는 멍하고 온몸이 납덩이처럼 무겁게 느껴졌다.

'이러면 안 되는데…'

마음은 급했지만 컴퓨터 앞에 앉아서도 글자 하나도 적을 수 없었다. 2시간 가량을 멍하니 모니터만 바라보았.

'내가 뭘 하고 있는 거지?'

좋아서 시작한 일이 오히려 나를 옥죄고 있었다. 집은 사무실이 되었고 경계는 완전히 무너졌다. 새벽에 아이가 울면 '일이 밀렸는데…'라는 생각부터 했다. 가장 힘든 건 혼자라는 사실이었다. 센터 시절에는 힘든 일을 동료들과 나눌 수 있었지만 모든 고민을 혼자 끌어안아야 했다. 번아웃을 겪고 나서야 정신이 번쩍 들었다. 경계를 다시 세워야 한다는 것을. 늦어도 새벽 2시 전에는 컴퓨터를 끄는 것, 주말 중 하루는 온전히 쉬는 것, 완벽하지 않아도 된다는 기준을 받아들이는 것. 처음에는 불안했지만, 충분한 잠을 자고 나니 오히려 낮 시간 집중력이 더 좋아졌다. 비로소 내가 선택한 일의 가치를 다시 느끼기 시작했다.

프리랜서를 꿈꾸는 사람들에게 말하고 싶다.
로맨틱하지 않다. 자유로운 스케줄, 높은 수입… 이런 것들만 생각한다면 실망할 수 있다. 오히려 더 치열하고 빡빡하다. 특히 '내 일'이라는 책임감이 당신을 완벽주의로 몰아붙일 수 있다.
하지만 불가능한 길이 아니다. 스스로 경계를 세우고 일을 관리하고, 무엇보다 '왜 이 일을 하는가'라는 이유를 잊지 않는다면 충분히 지속 가능하다.
주변에서 종종 묻곤 한다.

"회사로 다시 돌아가고 싶지 않아?"

나는 단호히 말한다.

"아니. 나는 지금 하고 있는 일이 좋아."

물론 힘든 점들이 많았다. 그럼에도 불구하고 매일 성장하는 나를 마주한다. 예전에는 '시키는 일'을 했다면 이제는 '내가 하고 싶은 일'을 하고 있는 거니까.

지금도 가끔 새벽에 일을 할 때가 있다. 하지만 예전과는 다르다. 이제는 내가 선택한 시간이라는 걸 안다. 그리고 언제든 멈추는 것도 나의 선택이라는 것도. 프리랜서가 된다는 건 자유와 안정 중 하나를 선택해야 하는 일이다. 누군가 만들어준 길을 걷는 대신, 내가 직접 길을 만든다. 그 길은 어렵고 불안하지만 그만큼 성장의 속도가 다르다. 이 길에서 만난 나 자신은 예전보다 훨씬 유연하지만 속은 단단하다.

매일 아침 묻는다.

"오늘은 어떤 내 일을 만들어갈까?"

3부

상담하는 간호사, 브랜드를 만들다

1. 글만 썼을 뿐인데, 5천만원이 생겼다

내 삶의 방향을 바꾼 한 문장이 있었다.

"하고 싶은 일이 있고 뜻이 있으면, 한 번 도전해보는 게 어때요?"

남편이 취미로 다니던 목공소에서 어떤 분이 건넨 말이었다. 그때는 대수롭지 않게 들었지만 이상하게도 이 말이 생각보다 내 안에 오래 머물렀다. 마치 '너도 네 이야기를 시작할 때가 되지 않았어?'하고 조용히 속삭이는 것 같았다. 대학원 시절부터 마음 한 구석에는 언젠가 내 이름으로 무언가 해보고 싶다는 작은 꿈이 있었다. 하지만 창업이라고 하면 너무 거창하게만 느껴져 선뜻 발을 내딛지 못했다.

'내가 할 수 있을까?'
'간호사가 상담을 브랜드로 만들 수 있을까?'

머릿속엔 물음표만 가득했다. 며칠 동안 그 질문을 곱씹었다.

그러다가 내린 답은 단순했다.

"일단 해보자."

나는 상담 현장에서 쌓아온 경험들을 우선 종이에 옮기기 시작했다. 생각은 자연스럽게 정신건강복지센터 시절로 이어졌다. '왜 간호사가 상담을 하나요?'라는 질문 속에서 무수히 흔들렸던 지난 날… 그럼에도 내가 그 자리에 있어서, 간호사여서 다행이라고 말해줬던 내담자들, 그들의 회복의 순간들… 이 모든 경험들은 내가 어떤 사람이고 앞으로 어디서 무슨 일을 하며 살고 싶은지를 들여다보게 했다.

'내가 지금 가장 잘할 수 있는 일은 무엇일까?'

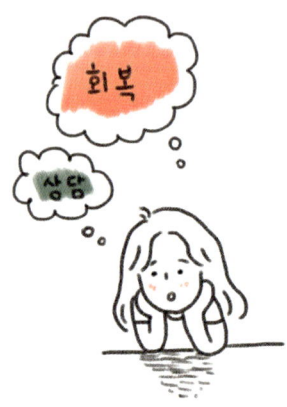

　결국 이 질문 끝에 내가 마주한 답은 '간호사 상담'이었다. 내 안에 쌓여있던 상담 철학을 한 줄씩 정리해 나갔다. 그러자 서서히 내가 가고자 했던 방향이 선명해졌다.

　간호사는 회복의 과정을 가장 가까이서 지켜본 사람이다. 진단과 처방 사이의 공백을 메우고 힘든 시기를 지나는 사람이 다시 살아가고 싶게 만드는 언어를 찾아내는 사람. 그리고 그 틈을 발견하는 일. 그것이 내가 해온 일이었고 가장 잘 할 수 있는 일이었다.

그렇게 탄생한 이름이 '이웃집블루'였다. 정신건강을 무겁지 않게, 마치 이웃집에 있는 작은 위로처럼 전하고 싶었다. 자격증이 아닌 현장의 시간과 경험도 상담의 힘이 될 수 있다는 믿음에서다.

그리고 어느 날, 믿기 어려운 소식이 찾아왔다.

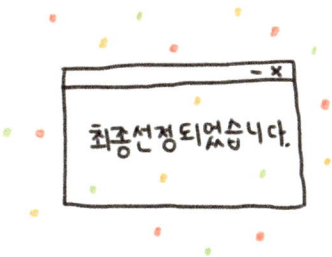

"축하드립니다. 최종 선정 되셨습니다."

창업 초기 지원 프로그램에서 뜻밖의 지원과 기회를 얻게 된 것이다. 창업을 처음 시작하는 사람들에게 자금과 멘토링을 지원하는 국가 프로그램으로, 창업하며 부딪히는 어려움들을 도움 받을 수 있는 기회였다. 내 브랜드가 그 안에서 가능성을 인정받은 순간이었다. 내가 하고자 하는 일을 잘 정돈해서 썼을 뿐인데… 사업화 지원금 5천만원이 생기다니…! 결과를 듣고도 믿지 않았다. 금액보다 큰 울림은 내 이야기가 누군가에게 가치를 증명했다는 것이 더 크게 다가왔다.

그렇게 시작되었다. 완벽한 경쟁사회 속에서 가끔은 미래의 불확실함 때문에 찾아오는 불안에 휩싸일 때도 있었다. 밤에 자다가도 벌떡 일어나 책상 모니터에 앉았고 아이를 등에 업고도 일을 했다.

그럴 때 마다 나는 종종 정신건강복지센터를 떠나올 때의 첫 마음을 떠올렸다.
'마음껏 뒹굴어보고 싶다. 그게 깨지는 길이더라도, 차갑고 냉정하더라도 그 평가가 내담자들로부터 오는 거라면 기꺼이 넘어져보고 싶다.'라고 다짐했던 그 때 그 마음.

하지만 창업은 나의 단점을 적나라하게 마주하는 일이었고 그것을 기필코 인정해야만 앞으로 나아갈 수 있는 일이었다. 나는 다짐했던 대로, 1년 동안 원 없이 뒹굴고 넘어지며 걸었다.

그리고 1년 후, 또 한 번의 소식이 찾아왔다.

"최우수 기업으로 선정되었습니다."

간호사들로부터 이런 질문을 종종 받는다.

"임상 밖에서 간호사가 할 수 있는 일이 있을까요?"
"상담이 아니면 나는 뭘 할 수 있을까요?"

그럴 때마다 나는 웃으며 말한다.

"완벽한 계획보다 나만의 실천이 먼저예요. 일단 시작해 보세요."

실전 팁: 창업 자금 없이 시작하고 싶다면 이렇게 해보세요!

1. 글 한 줄 쓰기부터 시작하세요.
- SNS · 블로그 · 노트 상관없이, 매일 5분이라도 기록

2. 경험을 기록하며 작은 인사이트를 쌓으세요.
- 내담자 · 현장 경험을 '배운 점' 중심으로 정리
- 아쉬운 점, 나에게 필요한 목록 정리

3. 국가지원사업에 도전해보세요.
- 지자체/청년 창업 모집 공고(매년, 기관마다 상이함)
- 인터넷에 검색하면 사업 자금, 멘토링 등 다양한 프로그램 확인 가능

4. 두려움은 시작의 증거로 받아들이세요.
- 불안=내가 진심이라는 증거
- '완벽한 계획'보다 '작은 실천'이 먼저

 우리가 가진 두려움은 '너무 잘 살고 싶어서' 생긴다. 그런데 가끔은 그런 삶에 대한 진지하고 신중한 태도가 우리를 붙잡기도 한다. 망설이고 앞으로 나아가지 못하게 한다. 그렇기에 나는 두려움을 '시작의 증거'라고 표현한다.

 시작하기에 망설여지고 두렵다면, 그건 이미 시작되었다는 뜻이다. 당신의 마음 속에서 무언가 꿈틀거리고 있다는 것이다.

나도 그랬다. 작은 실천을 시작으로 어지러울 만큼 꿈틀거리는 꿈 때문에 매일이 울렁거렸다. 어떤 날은 벅차올랐고 어떤 날은 무너졌다. 그런데도 언제 그랬냐는 듯 다시 일어났다. 함께 걷는 내담자들이 있었고, 그 변화를 곁에서 지켜본 '나'라는 증인이 있었기에 나는 내가 하는 일에 믿음이 있었다. 분명 누군가에게 도움이 되고 있으리라는 믿음.

과거로 다시 돌아갈 수 있다면, '일단 해보자'라는 마음으로 무턱대고 시작했던 지난 날의 나를 아낌없이 칭찬해주고 싶다. 정말 잘했다고. 기특하다고. 그 첫 시도가 지금의 널스업의 씨앗이 되었고 지금도 나는 새로운 가능성을 찾아 걷고 있다.

이 글이 누군가의 첫 걸음이 되기를 바란다. 작은 용기가 된다면 그것 만으로 충분하다. 당신의 작은 실천 하나가 새로운 이야기를 시작하게 만들테니까.

2. 작은 책상만 있다면 어디서든 시작할 수 있다

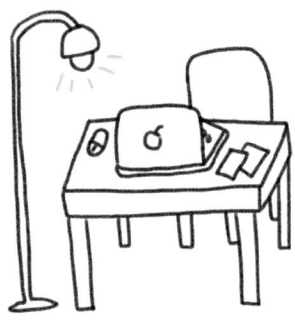

집 안 작은 서재, 그 한 켠의 공간은 나의 사무실이자 상담실이자 브랜드의 본부다. 노트북과 인터넷만 있으면 이 책상은 어떤 곳보다 강력한 사무실이 된다. 상담, 글쓰기, 영상 제작, 고객과의 소통까지 모든 일이 이 작은 공간에서 시작된다.

상담하는 간호사로서 나의 일과 브랜드는 이 책상 위에서 자라왔다. 처음엔 단순히 화상 상담을 위한 자리였다. 그러나 상담을 준비하며 쓰는 기록, 블로그에 남기는 글, 고객에게 보내는 메시지가 어느새 나만의 언어가 되었다. 그 언어와 진심이 차곡차곡 쌓이면서 상담 브랜드의 철학으로 변해갔다. 이 작은 실험과 성찰은 나중에 간호사 동료들과 함께 성장하는 널스업의 근간이 되었다.

상담이 브랜드가 된다는 건 단순히 내 이름을 알린다는 뜻이 아니다. 내가 전하고자 하는 가치, 그리고 내담자와의 교감이 하나의 스토리가 되어 살아남는다는 의미다. 이 스토리는 거창한 시스템이 아니라 책상 위에서 매일 이어진 진심 어린 준비와 기록에서 자랐다. 화상 상담을 시작하면 내담자가 가장 먼저 보는 것은 상담자가 앉아 있는 공간이다. 그곳이 어수선하다면 상담자는 신뢰를 잃는다. 공간의 정돈, 빛의 따스함, 화면 너머로 전해지는 안정감까지 무의식적으로 '안전하다'는 메시지를 준다.

한 내담자가 말했다.
"선생님 화면 속 공간을 보면 차분하고 안정되는 기분이 들어요."

그 말은 공간이 상담의 질을 결정짓는 중요한 요소임을 다시 확인시켜줬다.

서재에는 책상 하나, 의자 하나, 작은 책장이 전부다. 하지만 이 곳에서 벌어지는 일은 놀랍도록 분주하다. 노트북을 열고 하루 일정을 점검하고 내담자를 만나며 상담 기록을 정리하고 콘텐츠를 만든다. 지금 쓰고 있는 이 글도 나의 서재, 작은 책상에서 쓰여지고 있다. 물리적으로는 3평 남짓 되는 공간이지만 여기서 만들어지는 생각과 이야기는 끝없이 확장된다.

센터 시절에는 '출근'이라는 개념이 명확했다. 집에서 나가서 센터 건물에 도착하는 것이 출근이었다. 하지만 지금은 5미터의 짧은 동선이 출근길이다. 침실에서 일어나 서재로 향하는 이 짧은 걸음이 집에서 사무실로 이동하는 과정이자 생활인에서 브랜드 운영자로 전환되는 의식이다.

나는 이 서재를 방이 아닌 사무실로 여긴다. 그래서 아침마다 스스로를 전환하는 작은 의식을 지킨다.

1. 옷 갈아입기: 잠옷을 벗고 단정한 옷으로 바꾸며 전문가 모드로 전환한다.
2. 공간 정리: 전날의 흔적을 치우고 책상을 정돈하며 문을 닫는다.
3. 마음 준비: 커피 한 잔과 함께 하루 계획 점검한다.
4. 경계 설정: 가족에게 "지금부터 일해요"라고 알린다.

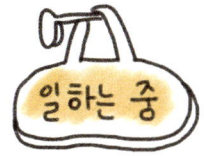

이 루틴은 일상과 일의 경계를 선명하게 만드는 장치다. 단순히 시간을 보내는 것이 아니라, 상담하는 간호사로서 브랜드를 운영한다는 사실을 스스로 각인시키는 과정이다.

사실, 나의 사무실은 서재에 국한되지 않는다. 어디서든

펼쳐진다. 강연 때문에 이동을 해야 할 때는 KTX의 간이 테이블이 사무실 책상이 되고, 어떤 날은 카페 한 켠이, 어떤 날은 가족 여행지의 숙소가 나의 작은 회의실이 된다. 노트북과 인터넷만 있다면 내 브랜드는 어디서든 움직인다. 한 번은 태국 여행 중에 급한 업무 요청이 들어와 숙소 발코니에서 노트북을 열고 일을 처리한 적도 있었다. 공간의 제약을 받지 않는다는 건 모든 시간과 공간을 유연하게 활용할 수 있다는 의미다.

이것이 내가 가진 가장 큰 자산이다. 고정된 공간이 아니라 '나라는 사람'이 브랜드의 중심이라는 사실. 작은 서재에서 시작된 경험과 철학은 이제 전국의 간호사들과 연결되고 있다. 제주도에서 강의 요청이 오고 부산에서 상담 문의가 들어오고 서울에서 협업 제안이 이어진다.

물리적으로는 작은 공간이지만 디지털을 통해 만들어지는 영향력은 무한하다. 큰 자본이나 화려한 사무실보다 중요한 건 작은 공간에서 시작된 진심과 꾸준함이 세상과 연결되는 힘이다.

나는 독자들에게 말하고 싶다. 중요한 것은 완벽한 환경이 아니라 '시작하는 태도'다. 당신의 책상 위에서도 누군가의 삶을 바꾸는 이야기가 시작될 수 있다.

나의 서재는 단순히 일하는 자리가 아니다. 화려한 사무실도, 거창한 팀도 필요하지 않았다. 책상 하나, 노트북 하나로 시작한 내 브랜드가 지금도 자라나는 이유는 매일 같은 시간, 같은 자리에 앉아 나만의 의미를 쌓아왔기 때문이다.

오늘도 나는 아침 9시에 서재로 향한다. 그 5미터의 걸음이 다시 말해준다.

"브랜드의 힘은 거대한 사무실이 아니라, 작은 책상 위에서 매일 쌓아온 진심에서 태어난다."

3. 워크북 하나로 고객을 만나다

　상담을 하다 보면 자주 드는 생각이 있었다.
　'이분이 상담실을 나간 후, 혼자서도 뭔가 해볼 수 있다면 얼마나 좋을까?'
　상담 시간은 일주일에 한 시간뿐이다. 나머지 167시간은 혼자 지내야 한다. 그 시간을 위해, 상담실 밖에서도 자기 마음을 돌볼 수 있는 도구가 필요했다. 결국은 이웃집블루를 찾는 분들이 상담을 떠나서도 스스로 혼자 일어설 힘을 기를 수 있기를 바랐다.
　그 시작은 아주 간단한 워크시트였다. 감정 기록지, 일상 체크리스트, 작은 성취 기록하기 등. 상담실에서 숙제로 내주면 효과가 좋았다. 실제로 내담자들은 이런 이야기를 자주 했다.

"기록하니까 마음이 많이 편해졌어요."

"이렇게라도 해보니까 혼자서도 조금은 할 수 있을 것 같아요.

비슷한 말들이 오래 마음에 남았다. 그래서 생각했다.

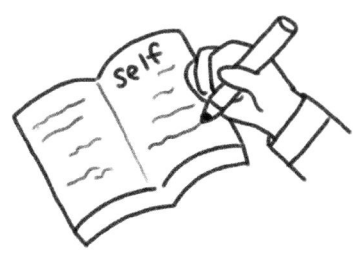

'혼자 할 수 있는 워크북을 만들어보자.'

내가 만들고 싶었던 건 단순한 워크북이 아니었다. 상담실에서의 한 시간보다, 그 외의 167시간이 중요했기 때문이다. 정신건강 회복은 결국 일상에서 완성되기 때문이다. 내담자는 상담에 머무는 시간보다 집에서 지내는 시간이 훨씬 길다. 그 사적인 시간을 회복의 순간으로 바꿔줄 도구가 필요했다.

"상담실에서 자주 쓰던 단순한 3가지 질문"

이 질문이 워크북의 전체 구조가 되었다. 이처럼 상담 중 내담자의 언어를 중심에 두고 반복되는 흐름을 잡아가는 것만으로도 하나의 워크북 틀이 만들어진다.

1. 오늘 가장 크게 느낀 감정은?
2. 그 감정이 만든 상황은?
3. 나를 위로할 수 있는 한 마디는?

누구나 쓸 수 있을 만큼 단순하지만 놀랍게도 많은 이들이 이 질문을 통해 회복의 실마리를 발견했다. 이 3가지 질문이 워크북 전체 흐름의 시작이 되었다. '도구화'는 거창한 이론이 아니라 일상적인 질문에서 출발했다.

하지만 처음 만든 초안은 너무 이론서 같았다. *"정신전문 간호사가 만든 전문적인 멘탈케어 도구"…* 이 소개는 주변 사람들에게도 너무 딱딱하게 느껴졌다. 완전히 다시 시작해야 했다. 이번에는 내담자들이 실제로 한 말을 중심에 두었다.

"밤에 잠이 안 와요."
"작은 일에도 짜증이 나요."
"괜히 죄책감이 들어요."

전문용어 대신 누구나 이해할 수 있는 표현으로 바꿨다.

- Before: 인지 왜곡 패턴 인식하기 →
  After: 마음속 목소리 알아차리기
- Before: 정서조절 전략 수립 →
  After: 감정 달래는 나만의 방법

이렇게 만들어진 워크북은 '전문적'이진 않아도 '실천적'이었다.

이제는 고객을 직접 만나야 할 차례였다. 세상에 워크북을 처음 공개했을 때 사실 큰 기대는 없었다. 그러나 '하루 10분, 나를 돌보는 시간'이라는 문장이 사람들의 마음을 건드렸다. 응원 메시지와 격려가 이어졌다. 가장 인상 깊었던 건 후기에 담긴 진심이었다. 아래는 실제 워크북을 쓴 사람들의 후기이다.

"10년 정도 정신과 치료를 받고 있어도, 약을 먹고 있어도 나아지는 것 같지 않았어요. 늘 제자리 걸음처럼… 그런데 이제는 정면돌파 해야겠다는 용기가 생겼어요."

"우울증과 불안으로 결국 회사를 퇴사하게 되었어요. 바쁘게 살아오며 외면했던 감정과 생각에 대해 다시 돌아보고 스스로에게 말을 걸어볼 수 있는 기회였어요. 정말 감사해요."

사람들이 내가 만든 제품을 사서 책상에 올려두고 시간을 내서 쓰고 그 과정을 통해 스스로의 이야기를 다시 꺼내 놓았다. 그 피드백이 내 손과 귀, 마음에 닿았을 때 이 일이 가진 진짜 가치와 무게를 다시금 느낄 수 있었다. 얼마나 귀한 경험인지. 이 글을 쓰면서도 가슴이 쿵쾅거릴 지경이다. 그리고 나는 중요한 깨달음을 얻었다. 사람들에게 필요한 건 치료가 아니라 돌봄이라는 것. 상담실에서 하는 대화를 넘어 일상 속에서 스스로를 돌보는 경험이 더 절실했다.

내담자의 피드백을 반영하며 하나의 구조로 발전했다. 지금 생각해보면 사소한 질문들은 상담하는 간호사로서 나의 언어였고 결국 그것이 콘텐츠가 되고 브랜드가 되었다.

워크북의 경험은 내게 새로운 관점을 열었다.

"상담이라는 구조를 벗어나 간호사가 도구와 루틴을 통해 회복을 돕는 길도 있다."

간호사는 이미 회복의 전문가였다. 다만, 상담실 밖에서도 그것을 실천할 수 있는 구조가 필요했다. 그 구조를 만드는 일은 간호사로서 나의 새로운 실험이었다. 간호사들이 상담 언어뿐 만 아니라 회복을 전하는 역량을 키울 수 있다면 더 많은 사람들이 일상에서 돌봄을 경험할 수 있을 것이라고 믿었기 때문이다.

워크북 하나로 시작된 이 실험은 내 정체성을 더 단단하게 만들었다. 사람들이 진짜 원하는 것은 완벽한 치료가 아니라 누군가 곁에서 나를 이해하고 함께 걸어주는 돌봄의 시선이었다.

그리고 간호사인 나에게 가장 자연스러운 일도 바로 그것이었다.

치료하는 사람이 아니라, 돌보는 사람

해결하는 사람이 아니라, 함께하는 사람

워크북을 통해 만난 분들이 내게 가르쳐준 소중한 깨달음이다. 그리고 그 깨달음이 지금의 나를 만들었다.

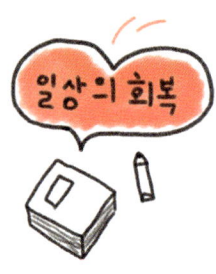

4. "그냥 하지 마세요": 간호사 상담의 함정들

"간호사가 상담해도 되나요?"

상담을 시작하고 나서 자주 듣게 되는 질문이다. 이 질문 앞에서 나는 늘 복잡한 감정에 휩싸였다. 한편으로는, 심리상담 관련 민간 자격증이 3,000개가 넘는 현실에서 오히려 간호사라는 국가 면허와 정신전문요원, 정신전문간호사라는 전문 자격을 가진 사람들이 임상 안팎에서 역량을 발휘해야 하지 않을까 하는 생각이 든다.

다른 한편으로는, 그럼에도 불구하고 법적 테두리 안에서 간호사가 할 수 있는 일과 없는 일을 명확히 구분해야 한다는 현실도 무시할 수 없다.

매일같이 새로운 심리상담 자격증이 만들어지고 상담센터가 문을 여는데도 명확한 기준이 없는 것도 문제다.

정신건강의 최전선에서 사람들을 지켜온 간호사가 '상담을 할 수 있느냐, 없느냐'는 질문 앞에 서야 한다는 것 자체가 아이러니했다.

내가 상담을 한다고 했을 때 간호사도 아니고 정신건강 분야와 거리가 먼 남편이 이런 말을 했다.

"상담이 그렇게 복잡한 거야? 길 걷다 보면 치과에도 상담이 붙어 있고, 피부과에도 미용 상담이 붙어 있던데… 상담이 그런 거 아닌가?"

그 순간 머리를 한 대 맞은 것 같았다. 남편의 말은 전문가가 아닌 일반인들이 바라보는 '상담'에 대한 인식을 그대로 보여주고 있었다. 그렇다. 사실, 상담에 대한 기준은 그 정도로 불명확했다.

창업 지원을 받을 당시, 나는 법률 상담을 받았다.

"간호사가 상담을 하는 것, 법적으로 문제없나요?"
"음… 상담 자체는 의료행위가 아니에요. 하지만…"

그 '하지만' 뒤에 나온 이야기들이 핵심이었다.

- 진단을 암시하는 발언을 하면 의료법 위반 가능성
- 약물에 대한 조언을 하면 처방권 침해 가능성
- 치료적 개입을 하면 무면허 의료행위 소지

"그럼 정확히 어디까지 할 수 있는 건가요?"
"그게… 명확한 기준이 없어서…"

이 '명확하지 않음'이 가장 무서웠다. 내가 겪으며 부딪혔던 어려움을 총 4가지 문제로 정리하였다.

> **문제 1** 진단명을 묻는 내담자를 만났을 때
>
> *"저 우울증 맞죠? 선생님이 보시기에?"*
>
> 간호사로서 DSM-5 진단 기준은 잘 알고 있었지만 그 순간 *"맞다"*라고 할 수 없었다. 진단은 의료행위이기 때문이다. 그렇다고 *"모른다"*고 하면 전문성에 대한 신뢰가 흔들릴 수 있었다. 그래서 나는 이렇게 답했다.
>
> *"지금 느끼는 어려움들을 하나씩 정리해볼까요?"*
> 간호사는 진단을 내리는 사람이 아니다. 현재의 어려움에 대해 함께 질문하고 정리하는 사람일 뿐이다.

> **문제 2**　약물 상담을 요청받았을 때

"이 약 부작용이 너무 심해요. 어떻게 생각하세요? 병원 바꿔야 할까요?"

내담자는 약봉지를 꺼내며 간절한 표정으로 물었다. 약리학 지식이 있어도 의견을 직접 제시하면 처방권 침해가 될 수 있고 아무 말도 하지 않으면 도움이 되지 않는다. 그래서 나는 이렇게 말했다.

"담당 의사에게 어떤 점을 전달하면 좋을지 함께 준비해볼까요?"

간호사의 역할은 조언보다 연결과 조율에 가깝다.

> **문제 3**　응급 상황에서의 혼란

"선생님… 지금 정말 죽고 싶어요."

임상 밖에서 혼자 위기 상황을 마주했을 때, 위기 개입의 한계를 절실히 느꼈다. 결국 의료기관으로 연계했지만, 혼자 감당하기엔 큰 부담이었다.

문제 4 SNS 상담의 경계 문제 – 상담자 노출과 감정 의존의 위험

상담만의 문제가 아니다. SNS를 운영 하다 보면 내담자와의 경계가 쉽게 흐려졌다. DM이나 쪽지가 오고 SNS 특성상 나의 일상이 자연스럽게 노출이 될 수밖에 없었다. 종종 상담을 받는 내담자는 상담자와의 관계 이상을 기대하기도 했다. 내담자는 안부 문자를 원했고, 답장이 늦으면 서운함을 표현했다. 너무 가까운 관계도, 지나치게 먼 관계도 상담에는 독이 된다. 상담자는 소진되고 내담자는 상담자에게 의존하게 된다.

그래서 나는 몇 가지 원칙을 세웠다.
1. 전이와 역전이 인식하기
2. 감정적 중립성 유지하기
3. 내담자의 감정과 나의 감정 분리하기

이런 원칙들은 간호학 교과서에서 배우지 않았다. 개념만 제시되었을 뿐이었다. 모두 내가 직접 부딪히며 배운 것들이다.

나는 다른 간호사 선생님들과 이 일을 함께 공유하고 싶었다. 역량을 나누며 성장하고 싶었다. '간호사 상담'이라는 영역의 확장을 위해서도 그게 옳다고 생각했다. 그래서 창업 후 얼마 지나지 않아, 다른 간호사에게 상담을 연결해주었다. 하지만 그 과정에서 예상치 못한 한계를 많이 느꼈다. 상담 당일 일정을 갑자기 변경하거나 막상 시작하려니 자신이 없다며 미루는 사례, 한 두번 상담 후 이어지지 못하는 경우가 너무나도 많았다.

간호사가 상담을 할 수 있느냐 없느냐의 문제가 아니었다. 간호사 상담이 '별로다'라는 평가의 말이 나오기 시작하면, 브랜드 뿐 아니라 간호사 상담 전체의 신뢰도도 흔들릴 수 있었다. 그게 내가 가장 두려워하던 것이었다. 결국 상담 연결을 중단했다. 이 경험은 나를 깊이 고민하게 했다.

"간호사는 상담의 전문가가 될 수 없는건가? 어떻게 해야 이 영역을 안전하게 열어갈 수 있을까?"

이 불안과 시행착오 끝에 나는 한 가지를 느꼈다.

"간호사가 상담을 한다는 건, 단순히 개인의 열정만으로는 유지될 수 없구나."

혼자서 뛰어드는 것은 위험했다. 법적, 심리적, 감정적 부담이 너무 큰 일이었다.

그래서 함께 배우고 준비하는 공간이 필요했다. 널스업은 그런 필요에서 태어났다. 단순히 상담 교육을 제공하는 곳이 아니다. 간호사가 자신의 전문성을 확장하고 안전한 상담자의 언어를 배우며 회복 설계자로 성장할 수 있는 통로다. 이곳에서 동료들과 경험을 나누고 피드백을 받는 과정에서 혼자가 아니라는 안정감을 가장 크게 느꼈다.

- 간호사들이 법적·윤리적 경계를 명확히 배우다
- 상담 기술과 언어를 실습하며 익히다
- 서로 슈퍼비전을 주고받을 수 있는 안전한 공간이다

이 커뮤니티와 교육 시스템이 없었다면, 나는 아마 간호사 상담을 포기했을지도 모른다. 널스업을 통해 얻은 가장 큰 자산은 함께 성장하는 힘이었다. 나의 경험과 시행착오가 다른 간호사들의 안전한 출발점이 되고 또 그들의 시도가 나의 배움이 되는 선순환을 만들었다.

간호사들이 상담에 관심을 보이며 묻는다.
"저도 상담을 시작해볼까요?"
그럴 때 나는 이렇게 말한다.

"그냥 하지 마세요."

이 말은 간호사의 가능성을 부정하는 말이 아니다. 오히려 그 가능성을 제대로 실현하기 위한 경고이자 준비의 요청이다.

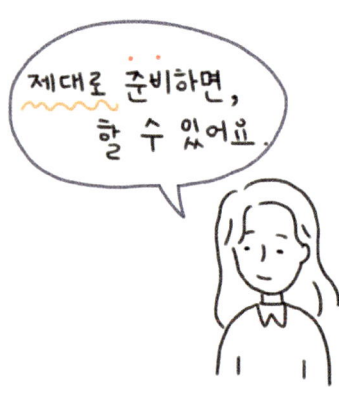

상담 현장에서 간호사가 가장 많이 당황하는 순간 중 하나는 '어려운 내담자'를 만났을 때이다. 대표적으로 감정 폭발형, 무반응형, 목적 불분명형이 있다.

- 감정 폭발형: 갑자기 목소리를 높이고 대화를 끊어버리는 내담자
- 무반응형: 고객을 끄덕이거나 짧게만 대답하며 끝내 마음을 열지 않는 내담자
- 목적 불분명형: 상담 이유나 기대를 명확히 말하지 않는 내담자

이때, 초보 상담자는 '뭐라도 해야할 것 같다'는 압박에 휩싸이기 쉽다. 이런 상황에서 상담자가 어떻게 반응하느냐에 따라 상담의 방향이 완전히 달라진다. 경험이 많은 상담자는 '무조건 해결'보다는 상황별 관점 세우기를 먼저 한다.

예를 들어, 감정 폭발형 내담자 앞에서 '진정하세요.'라는 말은 오히려 불을 붙일 수 있다. 대신, 감정이 안전하게 흘러갈 수 있는 틀을 만드는 것이 먼저다. 각 유형별 구체적인 대응은 **〈부록 4: 어려운 내담자 사례와 해결 관점〉**에 정리했다. 여기에는 실제 현장에서 바로 적용할 수 있는 대응 원칙과 상담하는 간호사의 시선을 담았다. 준비된 상담자는 위기 속에서도 흔들리지 않고 안전하게 대화를 이끌 수 있다.

간호사가 하는 상담은 열정만으로 시작할 수 없다.

- 준비 없이 뛰어들면 법적 위험이 크다.
- 충분한 역량이 없으면 내담자에게 해가 될 수 있다.
- 개인의 실수가 간호사 전체의 신뢰도에 영향을 준다.
- 체계적 준비가 없으면 빠른 번아웃으로 이어진다.

그러나 제대로 준비하고 함께 배운다면 간호사만이 할 수 있는 독특한 상담이 가능하다. 나는 간호사가 할 수 있는 역할이 단지 '상담'이라고 생각하지 않는다. 내담자-상담자의 관계 안에서 회복을 설계하고 삶의 방향을 다시 세우는 일, 그것이 곧 간호사가 할 수 있는 상담이다.

그 길 위에 서는 순간, 간호사 상담의 새로운 이야기는 당신으로부터 시작된다.

5. 그래도 계속하는 이유, 간호사이기 때문에

"이건 내가 할 수 있는 일이 아닌가?"
"점점 경계가 무너지는 것 같기도 해"

 임상 밖에서 사람들의 회복을 돕는 일을 한지 6개월쯤 되었을 때 나는 이런 생각을 종종 했다. 정신건강복지센터에서 근무할 때는 기관에서 정해서 제시해주는 목표를 달성하기 위해 일했고 그 지표를 가지고 얼마나 열심히 해왔는지 평가받았다.

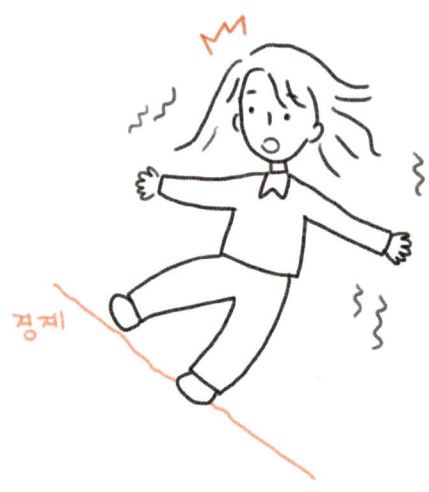

하지만, 지금은 달랐다. 상담의 성패를 측정할 수 있는 수치도 없고 오직 한 사람의 말과 표정이 내가 잘 하고 있는지를 말해줄 뿐이었다. 그 무게가 때로는 벅차게 다가왔다.

그럼에도 멈출 수 없었던 이유는 단순했다.

"선생님과 이야기하고 나니 한결 가벼워요."

"어디서도 이런 얘기를 잘 못했는데 여기선 할 수 있어요."

"제가 왜 그렇게 행동했는지 처음으로 알 것 같아요."

이런 말들이 나를 붙잡았다. 상담이라는 이름이 아니어도 그 사람의 회복 과정에 내가 있었다는 사실이 간호사로서 배운 모든 것이 '살아있다'는 느낌을 주었다. 기관에서는 정해진 지표를 위해 상담을 진행했지만, 지금은 눈앞의 한 사람에게만 집중할 수 있었다. 상담은 숫자가 아닌 한 사람의 삶을 바꾸는 과정이라는 것을 더 깊이 깨닫게 되었다.

나는 창업을 하기 전부터 정신전문간호사로서 할 수 있는 일을 나의 평생 업으로 삼겠다고 다짐했다. '상담'이라는 좁은 도구의 틀에 갇히지 않고 정신전문간호사로서 회복과 돌봄의 언어를 더 넓은 맥락으로 실천하는 삶을 살고 싶었다.

그래서 사람들에게 거창하게 말하곤 했다.

"평생 하고 싶은 일이 있어요. 그게 정신전문간호사로서 해야 되는 일이라고도 생각해요."

상담을 하다 보면 많은 사람들의 변화가 내 삶에 반향을 일으킨다. 회복된 사람들이 일상으로 돌아갔다가 힘든 시기가 오면 다시 나를 찾아왔다. 수많은 선택지가 있음에도 불구하고 회복을 위해 다시 이곳을 찾는 것이다.

나는 이게 얼마나 큰 의미인지 안다. 정신적 어려움을 겪는 대부분의 사람들은 해결책을 찾기 위해 여러가지 선택지를 시도한다. 카페에 가입하고, 비슷한 고민을 가진 사람을 찾아 나서기도 하고 친구, 가족에게 털어놓기도 한다. 그래도 답답하면 타로점을 보거나 견디기 어려울 때 심리상담센터, 정신과 진료를 결심한다.

그 많은 선택지에서 한 번 다녀갔던 사람들이 또 다시 이곳으로 발걸음을 옮긴다는 건, 그만큼 내가 건넨 작은 실천과 돌봄의 제안이 그들에게 변화의 증거로 남았다는 의미다. 그들의 재방문은 내가 전한 말 한마디가 그들에게 숨쉴 틈이 되었음을 알려준다. 그것이 내게는 가장 큰 소명이다.

한 번은 어느 내담자가 이런 질문을 했다.

"선생님은 제가 계속 힘들어야 이 일을 할 수 있는 거 아닌가요?"

그 말을 들었을 때 질문을 건넨 내담자의 깊은 두려움이 느껴져 마음이 아팠다. 종종 이런 질문을 들을 때면 나는 늘 이렇게 답한다.

"우리의 목표는 완전한 이별이예요. 더 이상 '이웃집 블루'

를 찾지 않아도 될 때까지 회복을 돕는 게 제 일입니다."

 사람들 중에는 마음이 아픈 사람이 많아야, 내가 돈을 많이 벌 것이라고 생각하는 이들도 있다. 하지만 한 가지 분명한 것을 꼭 말하고 싶다. 이 일은 '마음이 아픈 사람을 늘 곁에 붙잡아두기 위해' 존재하는 게 아니다. 오히려 누군가의 인생이 변화되는 순간이 있기에, 이 길을 끝까지 걸어갈 수 있다. 그 변화에서 나는 나의 존재 의미를 찾는다.

 정신질환 유병률은 27.8%로, 4명 중 1명은 평생 한 번 이상 정신질환을 경험한다. 나는 아마 그 모든 사람들을 만나보지 못할 것이다. 그러나 한 가지는 분명하다. 나를 거쳐간 사람들이 진심으로 행복하기를, 정신적 고통을 줄이는 것을 넘어 진정으로 마음이 **평**온하기를 바란다.

 "선생님, 재밌는 것이 하나도 없었거든요. 그런데 선생님을 만나면서 제가 좋아하는 것들을 되짚게 되었어요. 우울에만 집중하느라 몰랐다는 사실을 알았어요. 이제 정말 일상으로 다시 돌아가는 느낌이에요."

 "이야기 나눠봤자 얼마나 좋아지겠어… 하는 생각을 했어요. 그런데 병원 치료도 좋았지만 진단명이 아닌 '나'로 이해받는 경험이 이렇게 큰 힘이 될 줄 몰랐어요. 약을

복용하면서도 그렇게 절망적이지 않아요. 이 시기를 딛고 일어서서, 언젠가 지나갈 거라고 느껴져요."

누군가에게는 사소한 행동에 불과할지라도, 누군가에게는 그 사소함이 큰 짐이 되어 삶을 짓누르기도 한다. 그래서 이런 작은 행동들 조차도 그들에게는 변화의 첫 걸음이었다. 몇 개월이 지나서도 종종 안부 연락을 받으면 혹시 증상이 악화된 건 아닐까 걱정되다가, 그 다음으로 이어지는 반가운 소식에 미소 짓는다.

간호사는 진단과 처방의 공백을 메운다. 병원과 가정, 환자와 보호자, 임상과 일상 사이를 잇는 다리다. 이 다리 위에서 사람이 다시 살아가고 싶어지는 지점을 함께 찾는다.

이 짜릿함과 뿌듯함, 그 안에 자리잡은 '누군가에게 도움이 되었다는 안도감'을 한 번이라도 느끼면 결코 벗어날 수 없는 것이 이 일이다. 같은 길을 꿈꾸는 선생님들이 이런 깨달음을 몸소 실감하며 함께 성장하고 있다.

그 선생님들에게 늘 하는 말이 있다.

"한 번 제대로 시작하면 못 빠져나가요. 한 사람의 인생을 대신 살아보는 것이니 분명 힘들고 어려운 일이예요. 그런데 그 변화를 곁에서 단 한 번이라도 직접 지켜보면, 상담 시간이

기다려지고 소진되지 않아요. 내담자를 통해 내가 성장한다는 걸 느끼게 돼요. 그걸 알게 되면 이 일을 놓을 수 없습니다."

곁에서 지켜줄게요.

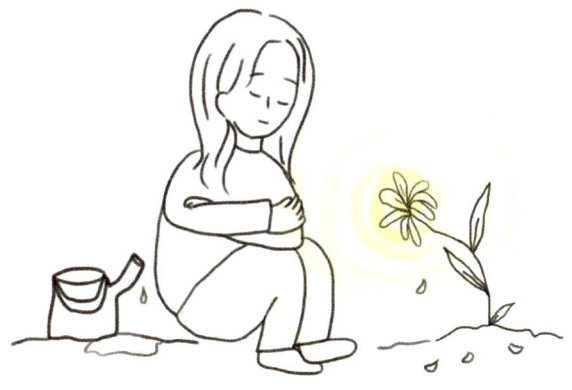

나는 확신한다. 간호사로서 누군가의 회복을 지켜보는 일은 단순한 직업이 아니라 나의 업(業)이다. 그리고 정신 영역의 간호사는 단순한 직위가 아니라 삶의 방향성이 되었다. 지금도 완벽하지 않다. 하지만 그 부족함조차 성장의 여정이라 생각한다.

창업을 하면서 일이 많이 늘어나 상담을 줄여야 할 때도 있었다. 그럼에도 나는 사람들의 이야기를 직접 듣는 일은 결코 포기하지 않는다. 그것이 내가 존재하는 이유이며 함께 걷는 동료 간호사들에게도 전하고 싶은 메시지다. 그래서 나는 오늘도, 사람들의 이야기를 듣는다. '내가 해줄 수 있는 것이 무엇일까?' 깊게 고민하고, 그렇기에 낮은 자세로 배운다.

"한 사람의 삶을 회복시키는 대화, 그 한 시간의 힘을 믿으세요. 그리고 함께 걸어갈 준비가 됐다면 우리는 그 길을 함께 설계할 수 있습니다."

4부

나처럼 너도 할 수 있다.

1. 처음엔 누구나 어설프다

"선생님은 언제부터 상담을 잘하셨어요?"

후배 간호사들이 종종 묻는 질문이다. 마치 내가 처음부터 완벽했던 것처럼 생각하는 것 같아서 매번 웃음이 나온다.

"저도 처음엔 정말 어설펐어요. 지금도 여전히 배우고 있어요."

첫 상담을 떠올리면 아직도 얼굴이 화끈거린다. 내담자에게 어떻게 반응해야 할지 몰라서 당황했던 기억, 준비해간 질문이 정작 그 순간에는 하나도 맞지 않아 버벅이던 순간. 그럼에도 여기까지 올 수 있었던 건 완벽해서가 아니라 멈추지 않고 계속 했기 때문이다. 어설퍼도 시작할 용기, 실패해도 포기하지 않는 마음이 나를 움직였다. 그 어설픔이 나를 성장하게 했고 그 시간들이 쌓여 지금의 내가 되었다.

상담이라는 길을 꿈꾸는 간호사들에게 전하고 싶은 말이 있다.

"시작이 어설퍼도 괜찮다. 다만, 제대로 준비하라."

나 역시 첫 상담에서 내담자의 눈빛 하나에도 가슴이 먹먹해지고 답을 찾지 못해 밤새 복기하던 날들이 있었다. 그렇게 전전긍긍하던 날들이 쌓여갈 때마다 깨달았다. 상담자는 문제 해결사가 아니라 함께 걸어주는 사람이라는 것을.

상담을 시작하려는 단계에서 누구나 마주하는 마음이 있다.

흔히 마주하는 4가지 두려움

1. 내가 할 수 있는 일인가?

정체성에 대한 혼란이다. 간호사는 명확한 역할과 책임에 익숙하다. 그러나 회복을 돕는 일은 정답이 없는 대화와 동행이다. 그래서 나는 이렇게 말하며 나만의 정체성을 만들어간다.

"저는 정신전문간호사로 사람들의 회복을 돕는 일을 하고 있어요."

2. 명확히 정해진 것이 없는데 해도 될까?

역할에 대한 규정이 명확하지 않은 현실이다. 하지만 이 애매함은 간호사만의 독자적인 회복 동반자 영역을 만들 수 있는 기회이기도 하다.

3. 전문성을 가질 수 있을까?

전문성은 학위나 자격증만으로 채워지는 것이 아니다. 현장에서의 경험, 지속적인 학습, 그리고 무엇보다 진심어린 마음이 진짜 전문성을 만든다.

4. 오래 지속할 수 있을까?

사람들의 고통과 매일 마주하다 보면 마음의 피로가 쌓인다. 때로는 해결되지 않는 문제를 함께 끌어안다 보니 번아웃의 위험이 크다. 경계 설정, 자기 점검, 소진 관리, 그리고 동료와의 연대 속에서 단단해져야 한다.

기술된 두려움은 실제 널스업에서 현직 선생님들과 함께 나누었던 이야기를 기반으로 정리한 내용이다. 당신이 유독 겁쟁이여서가 아니라 시작에 앞서 누구나 두려움이라는 감정을 경험한다는 것 그리고 그 두려움을 딛고 일어설 용기만 있다면 언제든 시작할 수 있다는 것을 기억하길 바란다.

아직 부족해서… 경험이 없어서… 자신이 없어서… 이런 두려운 마음을 완전히 없앨 수는 없다. 하지만 두려움과 함께 나아가는 법은 배울 수 있다. 지금 이 글을 읽고 있는 당신도 분명 많은 두려움을 안고 있을 것이다. 당연하다. 새로운 길을 걷는다는 것은 낯설고 두려운 일이니까.

두려운 마음이 든다고 해서, 자신의 자질을 의심하거나 할 수 없는 일이라고 해석해서는 안된다. 상담에서 진짜 중요한 건 기술이 아니라 태도와 마음가짐이기 때문이다. 완벽하지 않아도 진심이 있는 동행이면 된다.

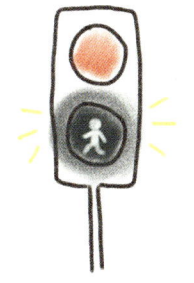

이미 좋은 상담사를 나타내는 '마음의 신호들'
- 누군가를 돕고 싶은 마음
- 내가 가진 것을 나누고 싶은 마음
- 더 의미 있는 일을 하고 싶은 마음

이 마음만 있다면 당신은 이미 좋은 상담자가 될 수 있다. 상담은 기술이 아니라 사람과 사람이 만나는 순간이다. 치료가 아닌 '회복 동행'이다. 고쳐주겠다는 마음보다 '함께 회복하겠다'는 시선이 필요하다. 한 사람을 이해하기 위한 관심, 그 과정에서 자연스럽게 생기는 궁금증에서 상담은 시작된다.

어설픈 시작도 괜찮다. 하지만 준비 없는 시작은 오래 가기 어렵다. 상담을 오래 지속할 수 있는 작은 루틴과 실전 팁은 3장과 4장에서 자세히 다룬다. 지금은 마음에 불씨만 켜두어도 좋다. 그 불씨가 곧 당신의 행동으로 이어질테니까.

"상담은 진심과 성장하려는 마음이 먼저다. 그 마음만 있다면 당신은 이미 좋은 상담가가 될 자격이 있다."

2. 적절한 때는 결코 오지 않는다

살면서 중요한 선택 앞에 설 때마다, 나는 늘 같은 생각을 했다.

"조금만 더 적절한 때에 해야지."

그림을 그리고 싶있을 때도 병원을 퇴사하고 싶었을 때노, 정신전문간호사가 되고 싶었을 때도 그리고 창업을 결심했을 때도 그랬다.

'조금만 더 안정되면'
'돈을 조금만 더 모으면'
'이번 달만 지나면…'

나는 그렇게 하루하루를 미뤘다. 아무 일도 일어나지 않은 채로.

사실은 알고 있었다. 어떤 선택도 하지 않으면 어떤 변화도 없다는 것을.

실제로 그랬다. '적절한 때'는 오지 않았다. 그림을 그리고 싶다면 시간을 내어 앉아야 했고 퇴사를 하고 싶다면 감내할 것을 결정해야 했다. 정신전문간호사가 되고 싶다면 작은 월급을 받아들여야 했고 창업을 하려면 하던 일을 내려놓아야 했다.

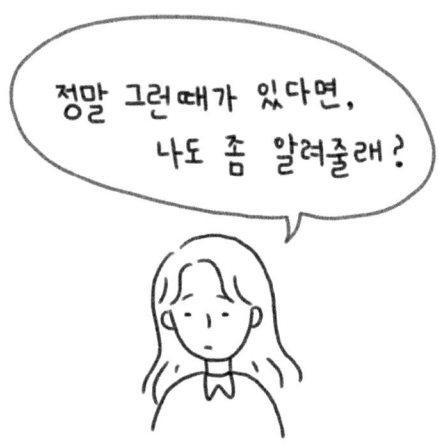

"정말… 적절한 때가 있기는 할까?"

안정을 찾고나서 '그제야' 시작하려고 하면 분명 변수는 또 다시 생기고 해결할 문제들은 언제나 있다. 직장에 안정을 가지게 되면 결혼도 해야 할 거고, 결혼을 하고 나면 아기를 가지게 될 수도 있다. 공부를 하려고 하면 어딘가 몸이 아플 수도 있고 갑자기 돈이 필요한 곳이 생길 수도 있다.

우리는 사실 '지금 해야 할 이유' 보다 '하지 않아야 할 이유'가 더 많은 세상에 살고 있다. 그리고 확신보단 불확실함으로 인한 두려움이 더 가까이에 있다. 정신전문간호사로 상담을 시작하고 나서도 나는 수없이 흔들렸다.

"내가 가는 이 길이 정말 맞는 걸까?"

어쩌면 간호사가 상담을 하고 병원 밖에서 일상의 회복을 돕는다는 건, 그 당시 계란으로 바위치기 같은 것이었다. 불안정한 현실, 제도적 한계, '간호사가 상담을 한다'는 낯선 시선. 이 일을 평생하고 싶다고 선언을 하던 나 조차도 이 선택이 옳은지 흔들렸다.

망설일 때마다 '이 길이 맞아'라고 확신을 하게 되는

순간들이 있었다. 간호사라면, 누구에게나 그런 순간이 있었을 것이다. 이 책을 읽는 당신도 그런 순간들을 다시금 회상하며 그 소중한 순간들이 현실의 두려움 앞에 희석되지 않기를 바라는 마음으로 글을 쓴다.

생을 마감해야만 병실을 나설 수 있었던 암병동에서 간호사로 일 할 때, 나는 내가 할 수 있는 것이 없다는 무력감 앞에 한없이 무너졌다. 아무리 내가 간호를 잘해도 바꿀 수 있는 것이 아무것도 없다는 것이 너무나도 애석했다. 그 무력감은 내 삶의 의미까지 바꿔버렸다.

그렇게 '잘 버틸 수 있는 일'을 하려면 '하고 싶은 일'이어야 한다는 생각으로 정신과를 왔고, 그 때 꿈꾸던 한 가지 바람이 있었다.

"사람들이 나의 전문성으로, 조금이라도 다른 하루를 열 수 있다면…"

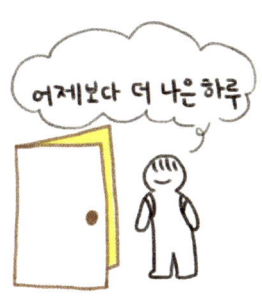

　지금껏 나는 너무나도 많은 변화를 곁에서 목격했다. 죽고 싶다고 말하던 분이 어느 날은 '살 이유'를 찾았다고 하고, 매일 술을 먹어야 된다고 했던 분이 이느새 스스로 술을 끊어내기도 했다. 정말… 인간에게 주어진 힘이 얼마나 큰걸까 생각해보게 된다.

　상담은 그런 영역이다. 한 사람의 인생과 그 사람이 겪은 모든 과정을 온전히 듣고 공감하고 이해하는 과정. 마치 내가 그 인생을 살아본 듯 따라가다 보면, 그 사람 앞에 놓인 괴로운 현실과 약한 부분 보다 그 사람이 가진 내면의 힘이 더 도드라져 '잘' 보이는 것. 그 과정에서 나 또한 배우고 성장한다. 아직 살아보지 않은 삶을 간접적으로 경험하며 무르익어가는 느낌.

누군가의 변화를 위해서 이 일을 한다는 거창한 포부를 가지고 시작했지만, 사실은 내가 이 일을 끊지 못하는 '진짜 이유'는 어쩌면 함께 성장하고 배운다는 '그 느낌' 때문일지도 모르겠다. 어두운 터널에서 빛을 찾는 그 순간이 마치 나의 일인 것처럼 뿌듯하고 경이롭기까지 하다. 그래서 이 '귀한 뿌듯함'을 함께 느껴보자고 권하게 된다.

간호사로 누군가의 일상 회복을 돕기 위해 상담하는 일이 비효율적이거나 가성비가 낮아 보일지 모른다. 그리고 가끔은 흔들릴 것이다. 포기하고 싶은 순간은 언제나 생긴다. 하지만 어떤 일이든, 그 만의 가치가 있고 그 가치는 스스로 만들어가는 것이다.

옳은 선택은 없다. 그렇다고 잘못된 선택도 없다. 어떤 선택이든 내가 그 선택을 옳게 만들면 되는 것이다. 그러면 그 누가 뭐라하든 나의 인생에서는 그것이 '정답'이다.

출발의 문 앞에 서있는 당신에게, 꼭 물어보고 싶다.
"당신은 이 일이 왜 하고 싶은 가요?"

만약 이 질문에 답을 할 수 있다면, 가장 적절한 때는 바로 지금이다. 이 일을 할까 말까 망설이는 바로 지금. 그 마음이 들었을 때가 당신의 인생에서 '가장 적절한 시기'일지 모른다.

완벽한 타이밍은 없다. 그러니 적절한 때를 기다리지 말자. 당신의 마음이 깜빡이는, 그 때가 바로 시작할 순간이다. 혼자가 아니기에, 우리는 더 멀리 갈 수 있다.

자신이 가진 힘을 조금 더 믿어보길 바란다.

시작하기 전. 내가 어떤 상담자인지 먼저 그려보는 일은 방향을 잃지 않게 해준다. 널스업 부트캠프의 커리큘럼에서도 상담을 시작하는 전문가에게 가장 먼저 강조하는 것이 바로 '상담자 페르소나를 만드는 것'이다. 책 말미 부록에 〈**부록 5: 상담자 페르소나 기초 가이드**〉를 담았다. 직접 작성해보며 상담자로서 자신만의 지도를 완성해보길 바란다.

3. 처음 시작할 때 꼭 알아야 할 상담의 DNA

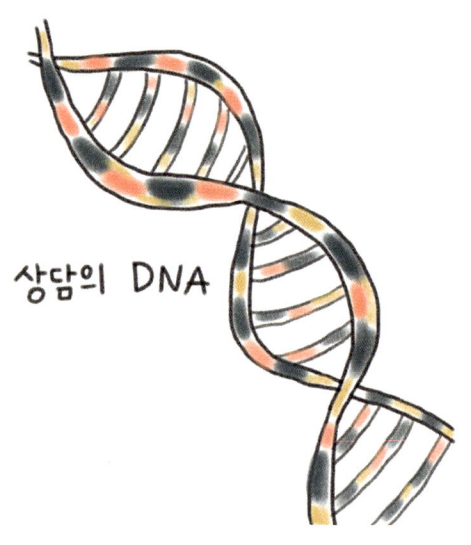

상담의 DNA

간호사로서 상담을 시작하면 누구나 막막할 수 있다. 그 막막함은 '멈추라'는 신호가 아니라, '이제 출발하자'는 신호다.

시작할 때 기억할 4가지 마음가짐

1. 불완전함을 받아들이기
- 완벽하지 않아도 괜찮다. 실수해도 된다.
- 솔직함과 진정성이 신뢰를 만든다.

2. 작은 성공 경험 쌓기
- 내담자가 미소 지은 순간, 작은 변화를 이야기한 순간… 작은 성공을 하나씩 모은다.
- 이런 조각들이 자신감을 만든다.

3. 멈추지 않고 배우는 자세
- 부족함을 인정하고 꾸준히 배운다.
- 자신을 발전시킬 각오를 가지고 간호사만의 상담적 강점을 살려 성장한다.

4. 함께 걷는 마음
- 혼자 오래 버티기 어렵다.
- 나도 혼자 시작했지만 지금은 안전한 커뮤니티에서 동료 간호사들과 함께 성장하고 있다.
- 동료와 경험을 나누고 연대할 때 두려움이 줄어든다.

간호사가 이미 가지고 있는 상담의 3가지 감각

1. 불완전함을 받아들이기

- 경청, 공감, 반영, 명료화, 침묵…
- 이미 간호 현장에서 수없이 반복한 기초 기술을 정리한다.

2. 간호과정 = 회복 설계의 틀

- 사정 → 간호진단 → 계획 → 수행 → 평가
- 일상의 회복과 감정 탐색에 그대로 적용할 수 있다.

3. 환자사정 = 상담적 탐색의 출발점

- 힘들었던 시점, 상황 탐색, 감정 연결 등…
- 우리가 해온 질문이 곧 상담의 시작점이다.

유능한 상담자를 만드는 4가지 기본 태도

1. 끝까지 듣는 힘: 대답 준비가 아닌 진짜 귀 기울인다.
2. 공감하되 흔들리지 않기: 감정은 이해하되 휩쓸리지 않는다.
3. 나와 내담자의 경계: 내 마음을 비워야 상대의 이야기를 담을 수 있다.
4. 실패를 받아들이는 태도: 모든 상담이 완벽할 수 없지만 배움의 씨앗은 남는다.

초보자를 전문가로 만드는 3단계

> 1. 간호학의 재발견: 배운 지식을 상담 관점에서 재정리
> 2. 상담 기술 훈련: 경청, 공감, 자기 인식을 꾸준히 연습
> 3. 전문성 강화: 대학원, 전문기관 교육으로 기술 체계화

첫 3회기의 큰 그림

상담의 첫 3회기는 전체 여정의 방향과 관계의 기반을 만드는 시기다. 각 회기에 어떤 목표를 둘지, 그리고 어떻게 기록할지는 상담 초기에 매우 중요하다. 초반에 방향과 관계의 틀을 잘 잡으면 이후 상담이 훨씬 안정적으로 진행된다.

- 1회기: 동맹 형성 · 안전 확보 · 리듬 파악
  "이 관계가 안전하다"는 확신을 심어주고, 내담자의 말하는 패턴과 감정 흐름을 관찰한다.
- 2회기: 패턴 가설 · 작은 개입
  내담자의 반복되는 상황·감정 패턴을 가설로 세우고, 작은 변화 경험을 제공한다.
  (예: 노출, 행동활성, 인지 재구성 등)
- 3회기: 경계 · 목표 설정 · 다음 4~6회 로드맵 제시
  관계의 경계와 역할을 명확히 하고, 앞으로의 방향성을 구체화한다.

초기 3회기 진행 절차(SOP)와 함께 핵심 기록 예시(SOAP+버전)를 실제 상담 현장에서 바로 쓸 수 있도록 **〈부록 6: 첫 3회기 운영 가이드 & SOAP 기록 포맷〉**에 담았다. 절차와 기록을 함께 익히면 '무엇을, 어떤 순서로, 어떻게' 해야 할지 훨씬 선명해진다.

상담을 하며, 바로 따라할 수 있는 4가지 실전 팁

1. 상담 5분 전, 호흡을 고르고 마음을 비운다.
2. 오늘의 상담 목표를 한 줄 적어본다.
3. 내담자의 중요한 말 키워드 3개를 메모한다.
4. 상담 후 10분, 셀프 피드백을 남긴다.

"기술은 변해도, 태도는 남는다."

상담은 기술 이전에 태도의 언어다. 간호사 상담의 본질은 '어떤 마음으로 마주하느냐'에서 시작된다. 그래서 나는 상담자로서 나를 붙잡아주는 10가지 태도를 '상담의 DNA'라고 부른다.

상담자가 가져야 하는 10가지 태도

- 수평성
- 느린속도
- 안전
- 정직
- 경계
- 경청
- 공감하되 흔들리지 않기
- 작은 변화 발견하기
- 유연성
- 배움의 지속성

총 10가지의 태도를 설명하는 단어로 10계명을 만들었다. 이 10계명은 마치 상담실의 나침반처럼, 내가 방향을 잃을 때마다 꺼내보는 문장들이다. 이 내용은 책 말미 **〈부록 7: 상담의 DNA 10계명〉**에 원페이지 포스터로 담았다. 사진을 찍어두고 상담 시작 전이나 하루를 마무리할 때 읽어보자. 그날의 대화가 조금 더 깊고 안전해질 것이다.

"작은 변화라도 그 사람의 삶에 보탬이 된다면 그것 만으로 충분하다."

당신의 시작을 응원한다. 그리고 그 길에서 당신이 혼자가 아니라는 것을 기억했으면 한다. 같은 고민을 나누는 동료가 있고, 함께 성장할 수 있는 길이 있다. 여기서 모든 답을 찾을 수는 없다. 그러나 작은 실마리를 발견하고, 함께 배우며 깊어지는 여정은 가능하다. 더 깊이 배우고 싶은 마음이 든다면, 책의 에피소드 말미의 QR 안내를 참고해보자. 그곳에서 함께 성장할 동료를 만날 수 있다. 두려움을 용기로 바꾸는 첫걸음, 지금 시작해보자.

4. 오래 하고 싶다면?
상담의 감각을 살리는 작은 스위치

 간호사로서 상담을 시작한다는 것은 단순히 기술을 배우는 일이 아니다. 무엇보다 내 마음과 태도를 먼저 들여다보고, 내담자와의 안전한 경계를 세우는 일에서 출발한다.
 상담자에게 가장 중요한 건 지식보다 '태노'와 '사기성찰'이다.
 내가 흔들리면 내담자도 불안해지고 내가 지치면 상담은 오래 지속되지 못한다. 그래서 상담을 시작하기 전, 스스로를 점검하고 성장의 출발선을 확인하는 것이 무엇보다 중요하다. 간호사로서 우리는 늘 누군가의 곁을 지켜왔다. 하지만 상담을 시작하는 순간만큼은 '내 마음의 준비'가 먼저 되어야 한다. 상담자도 감정이 있는 사람이다. 하지만 나는 흔들리는 상담자를 너무나도 많이 목격해왔다. 그리고 그 전문가들이 결국은 이 분야를 떠나는 모습을 안타깝게 지켜봤다.

- 내담자의 이야기에 깊이 공감한 나머지 먼저 치지는 상담자
- 모든 걸 해결해줘야 한다는 부담감에 눌려 좌절하는 상담자
- 해결되지 않는 문제를 모두 끌어안고 무력감을 느끼는 상담자
- 컨디션이 좋지 않아 몰입을 못한 날, 스스로 자책에 빠지는 상담자
- 내담자의 감정에 크게 동요되어 상담자 자신이 더 힘들어지는 경우까지…

이런 경험은 상담자라면 누구나 한 번쯤 겪을 수 있는 자연스러운 일이다. 하지만 계속 반복된다면 상담자로서의 태도와 경계가 흔들리고 있다는 신호이기도 하다. 조금 더 냉정하게 바라본다면 '앞으로 상담을 지속할 수 있을까?'라는 의문이 든다.

그래서 나는 이런 상황에 놓인 선생님들께 조심스럽지만 진심을 담아 묻는다.

"상담하는 일, 다시 생각해보는 거 어떨까요?"

지금껏 '간호사는 상담을 이미 배워왔고 할 수 있다'는 메세지를 전해왔지만, 이 경우는 예외다. 이 질문은 가능성을 부정하기 위한 말이 아니다. 오히려 상담하는 일을 더 오래, 더 건강하게 이어갔으면 하는 마음에서 비롯된다. 바로, 2가지 이유 때문이다.

하나는 '상담자'를 위해서다. 우선 내담자의 감정에 동요된 상담자는 상담 시간이 그저 괴롭고 고통스럽기만 하다. 내가 이 사람을 위해서 해줄 수 있는 것이 없다는 생각의 굴레에 빠지게 된다. 그리고 상담 시간이 끝나고 나서도 그 감정에서 빠져나오지 못한다. 이런 과정은 '상담자'라는 일을 떠나서 개인의 행복을 멀게 느껴지게 한다. 일로서의 성취감은 커녕 오히려 상처만 남을 수 있다. 이런 반복은 '내가 할 수 없는 일'로 생각되어 결국 상담이라는 일을 포기하는 원인이 되기도 한다. 그러면… 다시는 이 영역으로 돌아오지 않을 것을 나는 안다.

또 하나는 '내담자'를 위해서다. 상담자의 감정 동요, 무력감, 자책감을 내담자가 전혀 눈치채지 못할까? 아니다. 내담자에게 고스란히 전달된다. 처음에는 감정에 깊이 공감해주는 상담자가 고맙게 느껴질 수 있다. 하지만 이런 상담자의 반응이 반복될수록 내담자는 깊은 수렁에 빠진다. 객관적인 눈으로 내담자가 보지 못하는 것을 봐야 하는 상담자의 역할이 소실되었기 때문에 내담자의 앞은 더 흐릿해진다. 때로는 내담자가 상담자를 위로하는 역전된 장면도 목격된다. 상담을 하는 것인지, 받는 것인지 헷갈리는 순간이다. 그건 상담이 아닌, 그저 감정의 공명에 머무를 뿐이다.

상담을 하면서 버겁게 느껴진다면 '말의 양'을 생각해보면 된다. 상대적으로 내담자가 아닌 상담자의 말의 양이 많았다면 상담을 하고 있는 것이 아닌, 받고 있는 상황일 가능성이 높다. 이렇듯, 상담자의 무너진 마음의 경계는 상담자 개인뿐 아니라 내담자의 몫으로 돌아간다. 그 결과의 책임은 함께 지게 되는 것이다.

상담은 '상담하는 1시간'만으로 끝나지 않는다.

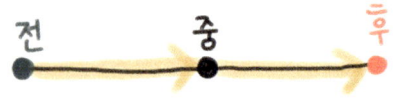

- 상담 전: 내 마음을 정리하고 경계를 세우는 시간
- 상담 중: 온전히 내담자에게 집중하는 시간
- 상담 후: 배움과 성찰을 남기는 시간

이 세 과정을 통과해야만 비로소 온전한 상담이라고 부를 수 있다. 나는 이 흐름을 하나의 과정에 놓고 보기 위해 '작은 스위치'를 만들었다. 이 스위치는 상담을 시작하기 전 ON이었다가 상담이 끝나면 OFF 된다.

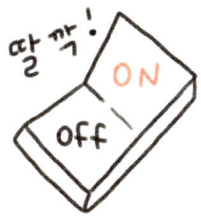

상담자에게도 자신의 역할을 입는 시간과 벗는 시간이 필요하다. 나는 이 ON/OFF 만으로 '인간 이한나'와 '상담자

이한나'를 구분 짓는다. 이것이 내가 상담자 페르소나를 만든 첫 시작이었다. 이 작은 전환이 나를 보호하고 내담자에게 더 안전한 사람으로 서게 만든다.

상담의 감각을 깨우는 작은 스위치 3단계

1. 하루 한 번, 내 마음 들여다보기
- 오늘 하루 가장 크게 느낀 감정을 적어본다.
- "나는 오늘 어떤 상태인가?"를 확인하는 일은 상담의 출발점이다.
- 내 마음을 모르면, 내담자의 마음도 담기 어렵다.

2. 상담 직전, 마음 고르기
- 3~5분간 조용히 앉아 호흡에 집중한다.
- "지금, 여기"에 마음을 두면 불필요한 긴장이 풀린다.
- 나는 이 시간을 통해 상담 모드로 전환한다.

3. 상담 후 10분, 셀프 피드백
- 오늘 상담에서 배운 점 1가지와 아쉬운 점 1가지를 적는다.
- 짧은 기록이 쌓이면, 나만의 상담 감각은 점점 단단해진다.
- 한 문장으로도 좋다. "오늘 나는 ~을(를) 깨달았다."

이 루틴은 내가 내담자의 마음을 허락없이 넘나들지 않도록 지켜주는 작은 경계 장치다. 나는 이 루틴을 상담할 때마다, 혹은 상담하지 않는 날에도 수시로 활용한다.

그저 스위치를 켜고 끄는 단순한 반복이 상담자로서 오래 걸을 수 있는 힘이 되어준다. 이 루틴만 잘 지켜도 상담은 더 안정적이고, 내 마음은 덜 소모되며 상담의 감각은 점점 정밀하고 깊어질 것이다.

상담은 결국 나를 돌보는 일에서 출발한다. 누군가의 변화도, 결국은 '단단한 나'를 중심으로 뻗어 나간다. 내 마음부터 단단하게 세울 수 있을 때, 비로소 갈고 닦아온 상담자의 전문성이 빛난다. 상담자로 오래 일하고 싶다면 반드시 '나만의 루틴'을 만들어두자. 이 과정을 더 쉽고 실전척으로 실행할 수 있도록 책 말미 **〈부록 8: 상담자 에너지 체크〉**를 준비했다. 상담 전·중·후, 단 5분 만에 내 상태를 점검하고 소진을 예방하는 간단한 도구이다. 매 상담 후 이 체크리스트를 반복하면 상담의 감각은 더욱 안정되고 깊어질 것이다.

당신이 쌓아온 경험과 진심이 오랫동안 빛나기를 진심으로 응원한다.

5. 우리는 일로 무엇을 바꿀 수 있는가

"이 일을 하기 전과 후, 뭐가 달라졌어요?"

지인들이 자주 묻는 질문이다. 예전에는 단순히 "더 자유로워졌다"고만 답했다. 하지만 솔직히 말하면 처음부터 자유로웠던 건 아니었다.

2부에서 이야기했듯 처음 프리랜서를 시작했을 때 나는 일과 육아의 경계가 무너지고, 밤새워 상담 기록을 쓰며 스스로를 몰아붙였다. "내가 정말 잘하고 있는 걸까?"라는 의심과 번아웃이 늘 따라다녔다. 밤새워 일을 하며 지쳐 있던 시절이 있었기에 지금의 자유가 더욱 소중하다. 그때는 단순히 버티는 것이 전부였지만, 그 시간들을 통과하며 나는 '일과 나의 리듬을 스스로 설계하는 법'을 배우게 되었다. 프리랜서의 현실이 고통스러웠던 만큼 지금의 자유와 주체성은 그 과정을 견뎌낸 결과물인 것이다.

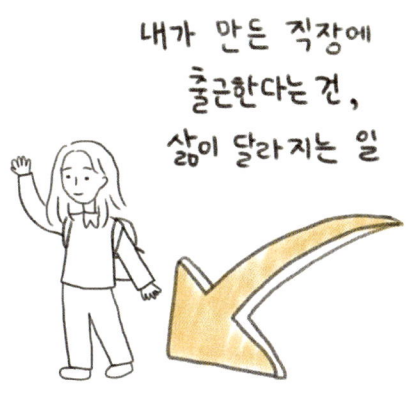

 지금은 다르다. 이 일은 내담자들의 삶만 바꾼 것이 아니라 내 삶과 가치관, 그리고 일에 대한 관점 자체를 완전히 바꿔놓았다. '더 자유로워졌다'는 말로는 설명할 수 없는 변화다. 시간, 건강, 관계, 일의 의미… 이 모든 것이 내가 주체가 된 순간 달라졌다.

1. 시간: 내가 선택한 리듬 위에서

정신건강복지센터에서 일할 때 나는 늘 시간에 쫓겼다. 오전 9시까지 출근을 하고 정해진 시간표에 따른 상담 일정을 따랐다. 그 외에도 회의, 보고서와 평가, 끝나지 않는 업무들… 퇴근 시간이 되어도 끝나지 않는 일들. 특히 힘들었던 것은 내담자와의 만남조차 시간표에 맞춰야 한다는 것이었다.

하지만 지금은 내가 시간을 결정하고 설계한다. 아침에 아이를 충분히 돌보고 하루를 시작할 수 있고 아이가 늦잠을 자면 함께 여유롭게 움직이기도 한다. 내담자의 상황과 나의 컨디션에 맞춰 일정을 조율할 수 있다. 물론 약속을 지키기 위한 긴장은 여전히 존재한다. 그러나 시간을 내가 선택한다는 감각이 내 삶을 완전히 바꾸었다. 그 변화는 상담의 질에도 이어졌다. 내가 중심을 잡을 수 있는 리듬 위에서 상담할 때 내담자의 이야기를 훨씬 더 깊고 세밀하게 들어줄 수 있다.

2. 건강: 몸과 마음이 회복되는 일의 힘

센터에서 일할 때는 매너리즘에 빠졌던 때도 있었고 지금 하고 있는 일이 옳은지에 대한 가치가 부딪혔던 적이 많았다.

그리고 그런 일상은 번아웃으로 이어졌다. 대상포진 때문에 고생했던 적도 있었고 위장장애를 달고 살았다. 특히 정서적 소진이 심해, 이를 막기 위해 점심 시간에는 혼자 밥을 먹는 것을 선택하기도 했다.

지금은 다르다. 규칙적인 루틴과 운동, 그리고 내가 만든 일상 관리 덕분에 몸과 마음이 회복됐다. 무엇보다 내가 만든 일에서 성취감과 자부심을 느낄 수 있는 환경이 스트레스보다 더 큰 에너지를 준다. 성취감과 보람, 내담자의 변화를 직접 지켜보는 기쁨, 내 방식대로 일할 수 있다는 자유로움, 의미 있는 일을 한다는 자부심… 예전에는 일이 스트레스의 원인이었다면 지금은 일을 통해 에너지를 얻는다.

남편은 내가 하루를 의미 있게 보낸 날이면 이렇게 말한다.

"일을 많이 했구나? 한나는 일을 해야 행복한 사람이잖아."

3. 자기 이해: 일 속에서 발견한 진짜 나

센터에서 일할 때 나는 '정신전문간호사'라는 전문가 역할에 갇혀 있었다. 센터에서 요구하는 모습으로, 태도로 일을 해야 했다. 그리고 조직의 목표를 달성해야 하는 직원이었고 상급자의 평가를 신경써야 하는 부하 직원이었다.

이 일을 시작하고 나는 나 자신에 대해 많은 것을 알게 되었다. 사람의 감정을 관찰하고 정리하는 능력, 절망 속에서도 희망의 실마리를 찾는 힘, 작은 것부터 시작하는 용기와 인내. 조직에서 정해준 역할에 갇혀 있을 때는 몰랐다. '내가 잘 할 수 있는 일'을 스스로 만들면서 나는 진짜 나의 강점을 발견했다. 그러면서 자연스럽게 일에 대한 확신도 생겼다. '내가 왜 이 일을 하는가?'에 대한 명확한 답을 갖게 된 것이다.

4. 인간관계: 다시 배운 진정성 있는 연결

센터에서는 대부분의 인간관계가 기능적이었다. 업무상 필요에 의한 동료 관계, 평가와 보고가 끼어있는 상하관계… 진짜 나를 보여주거나 깊은 대화를 나눌 기회가 드물었다. 지금은 다르다. 같은 길을 걷는, 뜻을 함께 하는 간호사들과 함께 성장하는 동료 관계, 내담자와의 동반자 관계가 나를 더 단단하게 만든다. 이것은 경쟁보다 협력, 보여주기보다 나누기를 지향하는 동료 간호사들과의 커뮤니티 덕분이기도 하다.

5. 일의 의미: 생존에서 소명으로

처음 간호사가 되기로 결심했던 건, '생계' 때문이었다. 하지만 내가 나만의 일을 찾고부터는 일이 하나의 소명이 되었다. 많은 시행착오를 겪으며 골똘히 고민하는 나를 보면 '왜 이렇게까지 굳이?'라는 질문을 하는 지인들도 있었다. 하지만 질문에 대한 답이 분명하다. 누군가의 회복을 곁에서 지켜보는 일, 그것이 내 삶의 이유이자 나의 업(業)이다. 예전에는 일이 피로의 원인이었지만 지금은 하루를 의미있게 만드는 에너지다. 나는 내가 진짜 잘 할 수 있는 일을 선택했고 변화를 만드는 일을 하고 있다는 생각에 매일이 뿌듯하다.

6. 주체성: 내 삶의 방향을 내가 정한다는 것

이 모든 변화들을 관통하는 가장 큰 핵심은 주체성의 회복이다. 센터에서는 시키는 일을 하는 사람이었다면 지금은 내 목표와 가치로 움직이는 사람이 되었다. 누군가 정한 목표를 달성하는 사람이 아닌 내가 목표를 정하고 방법을 선택하며 내 가치관에 따라 일한다.

이 변화가 가져온 심리적 효과는 엄청나다. 매일 아침 일어날 때의 기분부터 다르다. 예전에는 "오늘도 해야 할 일들이 많구나"였다면, 지금은 "오늘은 무엇을 해볼까?" 라는 질문으로 하루를 시작한다.

7. 가능성: 한 걸음이 여는 새로운 세계

내가 책을 쓰기로 결심하고 이렇게 글을 쓰는 이유는 단 하나다. 많은 간호사들이 자신의 가능성을 모른다. 병원에서, 정신건강복지센터에서의 역할이 전부라고 생각한다. 하지만 간호사가 가진 능력은 훨씬 더 넓은 곳에서 활용될 수 있다. 일상의 회복을 돕는 전문성으로 확장될 수 있다는 것을 보여주고 싶었다.

많은 사람들이 일은 그냥 참고 견디는 것이라 생각하지만 삶을 바꾸기도 한다. 일이 단순한 '직업'이 아니라 삶의 구조와 가치를 바꾸는 경험이 될 수 있다는 것을 나누고 싶었다. 물론 쉬운 길은 아니다. 위험도 있고 불확실함도 있다. 특히 이 길을 혼자 가는 것은 외롭고 어렵다. 나는 이런 변화를 꿈꾸는 간호사들이 혼자가 아니라는 것을 보여주고 싶다. 같은 고민을 하는 동료들이 있고 함께 길을 만들어갈 수 있다는 것을 알려주고 싶다.

변화는 하루 아침에 오지 않는다. 하루의 작은 실천이 쌓여 커다란 전환점이 된다. 아주 사소한 행동들이 삶을 완전히 바꾸는 시작점이 된다. 지금도 나는 계속 변하고 있다. 내가 할 수 있는 영역에 가닿는 일을 찾고 있고 그런 일을 위해 두발 벗고 나설 준비가 되어있다. 그 때의 내가 다르듯, 앞으로의 나도 또 다를 것이다. 앞으로도 나는 걸어온 길 위에서 늘 그래왔듯 부단히 움직일 것이다. 그리고 가까운 미래에는 간호사의 전문성이 틀을 깨고 회복동행자로 확장해 나가는 것을 꿈꾼다.

이 모든 변화들이 특별해 보일 수 있다. 하지만 나는 특별한 사람이 아니다. 그저 용기를 내어 시작했을 뿐이다. 당신도 할 수 있다.

"변화를 꿈꾸는 것도 용기지만 변화를 시작하는 것은 더 큰 용기다"

작은 실천이 모여 어느 날, 삶을 통째로 바꿀지도 모른다. 오늘의 한 걸음이 당신만의 내일을 설계 할 것이다. 그 용기만 하나면 충분하다.

6. 상담하는 간호사의 미래를 상상하다

"5년 후엔 뭘 하고 계실 것 같아요?"

최근 동료 간호사가 던진 질문이다. 이 질문 하나만으로 가슴이 쿵쾅거렸다.

나는 직감적으로 생각했다.

'지금보다 훨씬 더 많은 가능성이 열려 있을 것이다.'

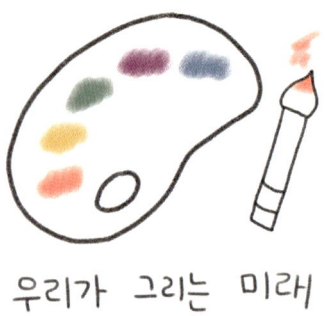

우리가 그리는 미래

정신건강복지센터를 떠날 때만 해도 간호사가 상담할 수 있는 길은 한정적이었다. '정신건강복지센터', '트라우마 센터', '해바라기 센터'와 같은 국가 기관 안에서 정해진 역할을 수행하는 것이 전부였다. 상담은 '심리 자격 전문가만 하는 것'이라는 인식과 제도적 한계 속에서 간호사는 늘 보조자에 머물러야 했다.

하지만 최근 변화는 이 판도를 바꾸고 있다. 2024년 7월부터 시행된 정신전문요원 자격증을 가진 간호사들이 상담으로 수익을 창출할 수 있는 제도적 길을 열었다. 물론 지금은 시범 사업의 단계이지만 이것은 단순한 정책 변화가 아니다. 간호사의 역할을 어디까지 확장할 수 있을 것인가 라는 질문에 대한 첫 공식 답변이라고 볼 수 있다.

게다가 최근 들어서는 정신건강 시장의 흐름도 내가 창업을 했던 시기에 비해 많이 변해가고 있는 것을 느낀다. '상담'이라는 단일 프레임을 넘어 일상의 회복을 돕는 도구와 접근 방식이 생겨나고 있다.

나는 이 변화 속에서 간호사의 가능성을 누구보다 강하게 믿는다. 간호사는 단순히 문제를 듣고 공감하는 사람이 아니다. 회복의 전 과정을 설계하고 삶과 의료, 일상을 잇는 다리가 될 수 있다. 그리고 그 역할은 단지 제도적 상담

서비스에 국한되지 않는다. 그보다는 더 넓은 개념으로 간호사의 역할을 바라볼 수 있다.

이런 이야기를 하면 다들 '뜬구름 아닌가? 현실은…'이라는 말로 돌아오곤 한다. 나는 간호사들이 가지고 있는 병원 시스템, 센터에서의 역할의 한계를 깨부술 필요가 있다고 느낀다.

내가 운영하고 있는 이웃집블루는 상담 센터가 아니다. 상담 센터 그 이상의 의미를 가진 정신건강 브랜드이자 일상의 회복을 제안하는 플랫폼이다. 처음 시작은 1:1 상담이었다. 한 사람과 마주 앉아 그 사람의 회복을 돕는 것. 하지만 어느 순간 알았다. 더 많은 사람들에게 회복의 메세지를 전하려면 더 넓은 방법, 혹은 더 좁은 방법이 필요하다는 것을.

그 때부터 나의 역할은 상담자, 기업 강연가, 교육자, 크리에이터, 정신건강 프로그램 개발자, 작가… N잡러로 확장되었다. 블로그와 유튜브에 상담에서 다룬 주제를 풀어내고, 상담 밖에서도 스스로 회복할 수 있는 셀프 워크북을 제작하였다. 전국을 돌아다니며 기업과 일반인을 대상으로 멘탈케어 강연을 다니기도 했다. 현장 경험에서 나온 실질적인 이야기는 이론보다 훨씬 설득력이 있었다.

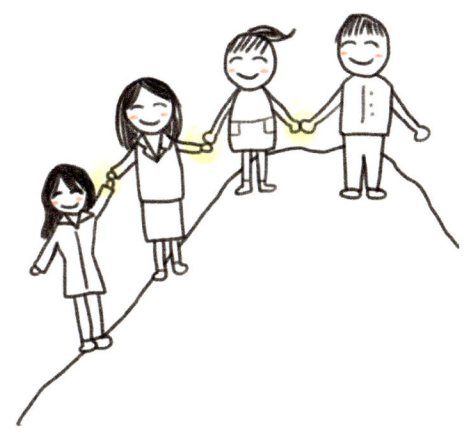

　그러면서 알게 되었다. 혼자만의 길은 오래 갈 수 없다는 것을. 많은 간호사들이 *"어떻게 시작하면 될까요? 저도 할 수 있을까요?"* 묻곤 했다. 나는 그 질문 속에서 예전의 나를 봤다.

　나는 내가 그간 겪어온 수많은 시행착오를 다른 간호사들이 최대한 겪지 않기를 바란다. 그 과정에서 몇 백 시간… 몇 천만 원의 돈을 쏟아부어야 했으니까. 그래서 서로 배우고 성장할 수 있는 학습 커뮤니티를 만들었다. 같은 길을 걸으며 경험을 공유하고 피드백을 주고받는 동료 간호사들이 모였고 그 열정은 나에게도 큰 자극이 되었다.

그렇게 모인 간호사들은 내가 이때까지 만났던 간호사들과는 사뭇 다르다. 놀랍도록 열정적이다. 직장을 다니면서도 학습에 몰입하고 스스로 미션을 완수하며, 발표를 준비하는 전문가들. 서로를 보며 공통적으로 하는 말이 있다.

"이렇게나 열정적인 선생님들은 처음 봐요. 저도 같이 시너지가 나는 것 같아요. 정말 더 열심히 하고 싶어지고 가능성과 방향이 보여서 좋아요."

그러면 나는 말한다.

"그 열정적인 선생님에 선생님도 포함인 거 아시죠?"

제대로만 배우면 우리가 할 수 있는 일은 무궁무진하게 넓고 뻗어갈 수 있는 가능성은 무척 크다. 함께하는 동료들이 앞으로 꾸려갈 미래가 너무나도 기대된다. 처음에 나 하나로 시작했던 일이 점점 확장되어가는 것을 지켜봤기 때문이다.

정신건강 바우처, 기업 연계 프로그램 등은 앞으로 상담하는 간호사들에게 새로운 기회가 열리고 있다. 한 켠에서는 여전히 '상담'은 심리사들의 영역이라고 주장하고 있기도 하다. 지금의 판도가 어떻게 달라질지 아무도 예측할 수 없지만, 한 가지는 꼭 말하고 싶다.

"간호사를 병원, 센터 그리고 상담에 국한되어 생각하지 마세요."

이것은 '상담사와 경쟁하는 간호사'의 이야기가 아니다. 간호사만이 가진 특유의 관점과 실천력을 기반으로 한 '고유한 전문성'에 대한 이야기다. 간호사가 가진 강점을 스스로 인식하는 것부터 성장은 시작된다. 간호사가 가진 독특한 강점을 스스로 인식하고 활용해야 한다.

- 몸과 마음을 통합적으로 볼 수 있는 시각
- 실용적이고 구체적인 회복 제안
- 현장의 경험이 주는 신뢰감

상담하는 간호사가 되는 길은 거창한 시작이 아니라 작은 실천에서 출발한다. 일상의 한 구석에서 묵묵히 쌓이는 진심에서 시작된다. 이 작은 실천들이 당신의 하루를 바꾸고, 그 하루가 모여 누군가의 회복을 지탱할 힘이 된다.

지금 당장 할 수 있는 3가지 작은 실천

1. 오늘 하루 '경청의 시간' 10분 만들기
- 업무 중 혹은 일상에서 환자나 동료, 가족의 말을 끝까지 들어보자.
- 대답을 준비하지 않고, "그렇구나" "그때 어떤 기분이었어요?" 같은 단순한 공감 질문만 해도 상담적 감각이 깨어난다.

2. 나만의 '감정 일기' 작성하기
- 하루를 마무리할 때 "오늘 내가 가장 깊게 느낀 감정은 무엇이었나?"를 짧게 적어본다.
- 상담을 하기 위해서는 먼저 자신의 감정을 언어화하는 연습이 필요하다.

3. 작은 질문 하나 만들어보기
- 내담자에게 던질 수 있는 질문을 하나만 생각해보자. 예를 들어, "요즘 가장 마음이 편해지는 순간은 언제인가요?" 질문은 상담의 핵심 기술이자 회복의 출발점이다. 매일 한 가지 질문을 기록하는 습관만으로도 대화의 깊이가 달라진다.

정신건강 시장은 빠르게 변하고 있다. 간호사 = 병원 안의 역할이라는 고정관념은 서서히 깨지고 있다. 나는 믿는다. 누구나 이 길을 걸을 수 있다고. 하지만 모두가 같은 결과에서 만나지 않을 수 있다. 자신의 분야에 진심인 간호사들이 함께 할 때, 비로소 우리가 만들어갈 미래는 지금보다 훨씬 단단하고 넓을 것이다.

"나도 했으니, 당신도 할 수 있다."

당신의 발걸음 하나가 언젠가 누군가의 길을 밝히는 등불이 될 것이다. 나는 그 가능성을 믿는다. 당신이 그 길 위에 서는 날, 우리는 서로의 발자국을 자랑스럽게 이야기할 것이다. 그날을 기다리며, 오늘도 나는 작은 한 걸음을 내딛는다.

이 모든 변화는, 한 사람의 작은 실천에서 시작되었다.

_ 에필로그

우리는 우리가 할 일을 우리가 정한다.

'간호사는 상담할 수 없다.'

이 말 앞에서 나는 오래 멈춰 섰다. 하지만 돌아보면 그보다 더 오래 사람들의 이야기를 들어왔다. 그 언어가 상담이든, 돌봄이든, 혹은 그저 듣는 마음이든. 우리는 이미 누군가의 숨결과 눈빛을 지키는 자리에 있었다.

많은 간호사들이 지금도 같은 경계 위에 서 있다. 마치 예전의 나처럼.

"간호사로서 상담 공부를 해도 될까요?"
"상담과 간호의 차이는 무엇인가요?"
"제가 할 수 있는 일일까요?"

그 질문을 들을 때마다 나는 조용히 대답하고 싶다.

"당신은 이미 그 일을 해왔어요. 다만 그것을 상담이라 부르지 않았을 뿐입니다. 우리가 가진 전문성은 상담을 넘어 일상의 회복이라는 더 큰 그림을 그릴 수 있어요."

이 책은 나의 작은 고백이다. 상담이 나를 가장 '나답게' 만든 길이었다는 고백. 나는 이 책을 통해 '상담'이라는 단어를 지키고 싶었던 것이 아니다. 당신에게 전하고 싶은 조용한 제안에 가깝다. 간호사가 이미 해오던 돌봄의 언어, 이미 실천해오던 경청과 공감에 '이름을 붙이고 싶은 마음'이었을 뿐이다.

"당신도 이 길을 걸을 수 있습니다."

내가 늘 마음속에 새겨둔 말이다.

이 여정은 결코 쉽지 않았다. 법적 경계와 전문성에 대한 의심, 소진의 위험과 외로움… 수없이 많은 벽에 부딪혔다. 하지만 그 벽을 넘을 때마다 발견한 것은 간호사만이 할 수 있는 고유한 영역이었다. 간호사가 할 수 있는 상담은 치료가 아닌 '회복 동행'이다. 우리는 진단이나 처방이 아닌 몸과 마음을 연결하는 통합적 시각으로 사람을 바라본다. 병원과 일상 사이의 공백을 메우며 의료진의 전문성과 상담자의 따뜻함을 동시에 전할 수 있다.

앞으로 정신건강 시장은 더욱 확장될 것이다. 정신건강 바우처, 기업 연계 프로그램, 일상 회복 지원 서비스…이 속에서 간호사가 선도할 수 있는 영역은 무궁무진하다. 그래서 나는 간호사가 할 수 있는 일을 단지 상담에 국한해 생각하지 않는다. 그 가능성은 생각보다 훨씬 넓고 깊다.

나는 믿는다. 간호사가 이 영역의 새로운 길을 만들 수 있다고.

이 길은 혼자 걸어서는 힘이 든다. 나 역시 수많은 시행착오를 겪으며 깨달았다. 체계적인 준비와 동료들과의 연대 없이는 오래 지속될 수 없다는 것을.

그래서 널스업을 만들었다. 간호사들이 안전하게 상담 언어를 다시 정리하고 회복 설계자로 성장할 수 있는 공간이 필요했기 때문이다. 그리고 지금, 혼자였다면 포기했을 순간을 함께 견뎌내고 있다. 함께 성장하는 간호사들을 보며 나는 확신한다. 우리가 함께라면, 간호사이기에 가능한 상담의 새로운 시대를 열 수 있다고.

이 책을 읽는 동안 마음 한편에서 무언가 꿈틀거렸다면, 그것은 이미 당신 안에 있던 가능성이 깨어나는 신호다.

"내가 할 수 있을까?"

그 질문이 떠올랐다면 이미 준비된 것이다. 완벽한 시작은 없다. 다만 진심과 용기만 있다면 충분하다.

이 책이 당신에게 오래도록 꺼내지 못한 이야기에 이름을 붙이는 시작이 되길 바란다. 그 이름이 상담이든, 돌봄이든, 속마음이든. 당신만의 의미가 되기를.

우리는 이미 진심을 전해본 경험이 있다. 이제 그 진심에 언어를 다시 얹으려 한다. 간호사로서의 두 번째 여정은 지금 시작된다.

오늘의 당신이 역사를 새로 쓰는 시작이 될지도 모른다. 세상에 가장 적절한 시기는 없다. 이 길을 걷고 싶다는 마음이 일렁였다면 지금이 가장 빠른 때이다. 당신을 기다리고 있겠다. 서로의 성장을 응원하며 간호사 상담의 새로운 역사를 써내려 갈 그 날을 위해.

당신의 작은 한 걸음이 누군가의 내일을 바꾼다. 나는 그 힘을 믿는다.

"상담을 넘어서, 돌봄의 언어를 실천하는 간호사로"

당신의 이야기는 이제부터가 진짜다.

이 책은 10년 동안 하나의 꿈을 향해 달려온 간호사의 이야기이기도 하지만, 인간 이한나의 삶에서는 치열한 여정이었습니다. 찢어지게 가난했던 어린 시절, 생존을 위한 공부가 저를 간호사로 만들었습니다. 덕분에, 매순간 절실했고 모든 것에 진심이었습니다.

정신전문간호사가 된 이후에도, 1년에 두 번의 출산을 겪어야 했고 직장을 그만두면서 나 뿐 만 아니라 가족까지 함께 위태로워지는 순간들이 있었습니다. 그럼에도 '정신전문간호사이기 때문에 해야되는 일'이라는 소명으로 멈추지 않고 걸을 수 있었던 건, 나 혼자가 아닌 든든한 그늘이 있었기 때문입니다.

일과 육아라는 양립되는 가치 속에서, 만삭의 아내를 보필하며 투자 설명회를 강행해주고 도움이 될 자료를 떠다 먹여주는 것도 모자라 박사 과정을 먼저 권해준 남편이 있었습니다. 또, 매번 책가방을 들고 다니며 공부하는 엄마를 보며 '나도 크면 엄마처럼 학교 갈 거야, 책 쓸 거야'라며 꿈을 키워주는 네 살 딸들이 있었습니다. 그리고 이 모든 과정을 끝까지 버틸 수 있도록 도와준 엄마와 시부모님, 뜻을 함께하는 선생님들이 있었습니다. 사실⋯ 나 혼자서 해낼 수 있었던 건 아무것도 없었습니다. 언제나 '잘 하고 있다'고 믿어준 사람들이 있었기에 여기까지 올 수 있었고, 앞으로도 걸어갈 수 있을 것입니다.

정신전문간호 과정을 포기하고 싶던 어느 날, 남편이 해준 말이 지금도 남아 있습니다.

"인생이 42.195km 마라톤이라면, 지금 힘든 건 5km도 안 되는 거리야. 원래 마라톤은 뛰고 나면 아프지만, 결국 더 건강해지잖아. 네가 더 성장하려고 그러나 봐. 끝까지 못 뛸까 두렵더라도 괜찮아. 그것 쯤, 내가 옆에서 같이 뛰고 있잖아."

이 책은 결국 나 혼자가 아닌, 우리가 함께 만들어낸 꿈의 기록입니다. 지금 이 페이지를 덮는 당신 또한 같은 길 위에서 서로를 응원하는 동행이 되어주길 바랍니다.

더 깊은 대화와 성장의 여정을 함께하고 싶다면, 널스업 www.nurseup.kr에서 이 길을 함께 걷는 동료들을 만날 수 있습니다. 당신의 작은 한 걸음이 누군가의 내일을 바꿀 수 있다는 사실을, 우리는 함께 증명해가고 있습니다.

이 책에서 다 담지 못한 실전용 [상담 준비 무료 체크리스트 ZIP]과 상담자로서의 성장을 이어갈 수 있는 널스업(NurseUp) 커뮤니티는 아래 QR 코드 또는 웹사이트에서 확인 후 참여할 수 있습니다. 지금 스캔하시면 추가 자료와 함께 동료 상담자와의 연습 공간에 대한 안내로 연결됩니다. 혼자가 아닌, 함께 성장하는 상담자의 길 – 오늘 시작하는 이 한 걸음이 내일의 당신을 더 단단한 상담자로 만들 것입니다.

널스업 커뮤니티 바로가기

부록

1. 간호사의 말 한 마디가 상담의 힘이 되는 대화 카드 모음

이 대화 카드 모음집은 간호사의 말투를 상담 언어로 전환하는 연습 도구이다. Before는 의료 현장에서 흔히 쓰이는 표현, After는 마음을 여는 상담 언어이다. 대화 카드 모음을 책상 위나 컴퓨터 모니터 옆에 두고, 상담 전·후로 1세트씩 골라 연습해보자.

Before: 임상에서 익숙한 말투	After: 상담에서 마음을 여는 말투	바꾸는 이유
"약은 꼬박꼬박 드셨죠?"	"약 드시면서 몸이나 마음에 변화가 있었나요?"	폐쇄형 질문 → 개방형 질문
"그건 하면 안 돼요."	"그렇게 했을 때 어떤 기분이 들었나요?"	지시 → 경험 탐색
"조금만 더 참아보세요."	"지금 느끼는 힘든 정도를 1~10으로 표현하면 몇 일까요?"	추상적 위로 → 구체적인 자기 표현 유도
"지금 상태는 괜찮으시죠?"	"지금 어떤 생각이 제일 많이 떠오르세요?"	상태 확인 → 사고 탐색
"너무 예민하게 생각하지 마세요."	"그때 마음이 얼마나 불편했는지 말씀해주실래요?"	평가/판단 → 감정 인정/수용

"일단 약을 드셔야 해요."	"약이 일상에 어떤 도움을 줄 수 있을지 함께 이야기 해볼까요?"	지시 → 자발적인 행동/협력 제안
"그건 나중에 얘기해보죠."	"이 주제가 지금 중요한 이유가 뭔지 얘기해주실 수 있나요?"	회피/단정 → 우선 순위 탐색
"그냥 잊어버리세요."	"그 기억이 지금 어떤 영향을 주고 있는 것 같으세요?"	무시/차단 → 의미 탐색
"힘내세요."	"지금 이 순간 가장 힘든 점은 무엇인가요?"	추상적 격려 → 구체적인 어려움 탐색
"잘 하셨어요."	"그 행동을 통해서 얻게 된 것이 무엇일까요?"	추상적 칭찬 → 자기 인식/효능감 확장

말만 바꿔도 상담자로서 태도는 자연스럽게 변화한다. 꾸준한 연습이 쌓여, 작은 언어의 변화가 내담자의 반응과 관계의 질을 바꾸는 것을 느낄 수 있을 것이다.

2. 종결 프로토콜 - 이별 의식 3단계

상담의 종결은 관계의 끝이 아니라, 한 챕터의 마무리다. 나는 종결을 세 단계로 나누고 실제 상담에서 활용한다.

알림	의식	전환
곧 상담이 끝난다는 사실을 예고한다.	그 동안의 여정을 함께 돌아본다.	다음 삶의 단계로 넘어갈 수 있도록 돕는다.

이 세 단계는 단순한 형식이 아니라 내담자가 관계를 건강하게 정리하고 자신만의 힘으로 나아갈 수 있게 하는 '마지막 돌봄'이다.

아래 내용은 내담자의 사례를 넣어서 바로 활용할 수 있는 템플릿이다. 각 내담자에게 맞춰 적용하면 종결의 기본을 갖춘 상담자로 거듭날 수 있다. 건강한 이별을 위해 종결을 앞둔 내담자가 있다면 '종결 프로토콜 - 이별 의식 3단계'를 꼭 적용해보길 바란다.

1. 마지막 세션 안내문

안녕하세요, ○○님.
다음 회기가 ○○님의 마지막 상담 회기가 될
예정이라 안내드립니다.
그동안의 여정을 함께 돌아보고, 앞으로의 계획을
함께 점검하는 시간을 가지겠습니다.
혹시 다루고 싶은 주제나 나누고 싶은 이야기 있으면
미리 적어오셔도 좋습니다.

2. 종결 후, 작별 편지

○○님께,
우리가 처음 만난 날, ○○님은 … (어떤 어려움을
가지고 상담을 시작했는지 리마인드)
그동안 우리는 ○○, ○○, ○○ (어떤 것들을
연습해왔는지 리마인드)를 함께 해왔습니다.
앞으로도 ○○님의 여정이 … (상담의 목표를 이뤄낸
부분을 다시 한 번 정리하며 앞으로 지속되기를 바란다는
메세지)
당신의 용기와 변화를 늘 응원합니다.

3. 안부 연락

> 종결 1주일 후, 간단한 안부 메일/SMS
>
> *"잘 지내고 계신가요?"*
>
> 상담이 종료된 후, 전하는 안부 연락은 내담자가 상담자와 여전히 연결되어 있다는 것을 보여준다.

    상담의 끝이 결국 마지막이 아니라, 마지막이길 바라는 마음을 담은 '관심'이다. 상담의 종결은 이렇게, '상담'이라는 약속된 시간만 사라지는 것 뿐 관계는 여전히 이어져 있으며 그간 함께 걸어왔던 여정은 서로의 기억 속에 오래 남는다.

3. 사전 편향 깨기 질문 리스트

1. 마음을 열고 회복을 향하게 하는 10가지 질문

번호	질문	의도
1	요즘 하루는 어떻게 흘러가세요?	일상 전체의 흐름을 파악
2	최근에 웃었던 순간이 있었나요?	긍정 경험 탐색
3	하루 중 가장 편안했던 순간은 언제였나요?	안정·휴식 포인트 파악
4	요즘 몸이 보내는 신호는 어떤가요?	신체-정신 연결 확인
5	오늘 하루 중 가장 감사했던 일은 무엇인가요?	감정 전환 유도
6	최근에 '조금 나아졌다'고 느낀 순간이 있었나요?	회복 지표 발굴
7	지난주에 스스로 잘했다고 느낀 순간이 있었나요?	자기 효능감 강화
8	평소보다 피곤함이 늘었나요, 줄었나요?	에너지 변화 확인
9	마음이 복잡할 때 주로 어떤 행동을 하나요?	대처 전략 파악
10	하루를 마무리할 때 가장 많이 드는 생각은 무엇인가요?	인지 패턴 탐색

2. 피해야 할 10가지 질문

번호	질문	의도
1	요즘 힘들죠?	부정 상태를 전제로 함
2	우울하세요?	진단 중심 · 이분법적
3	왜 그렇게 하셨어요?	방어심 유발
4	그건 잘못된 생각 아닌가요?	판단 · 비난 어조
5	참으면 되지 않나요?	감정 무시
6	이건 꼭 해야 해요.	일방적 지시
7	그렇게 느끼는 건 잘못 되었어요.	감정 억압
8	그건 힘들어도 해야죠.	현실 압박
9	그냥 잊으세요.	경험 축소 · 회피 유도
10	그 정도면 괜찮은 거죠?	비교 · 축소 판단

의도적 활용 가이드

제시한 질문 리스트에서 '피해야 할 질문'은 무조건 금지 규칙이 아니라 주의깊게 써야 하는 질문이다. 내담자의 상황, 맥락과 신뢰 수준에 따라서 의도적으로 사용하면 효과적일 때가 있다.

예를 들어,

- 관계가 충분히 형성된 후 *"왜 그렇게 하셨어요?"* 를 부드러운 어조와 호기심으로 묻는다면, 내담자가 자신의 행동 이유를 스스로 탐색하는 계기가 된다.
- 위기 상황에서 *"이건 꼭 해야 해요."* 같은 지시형 질문은 생명·안전 확보를 위해 반드시 필요할 수 있다.

기억할 것

- 질문의 '형태'보다 내가 전달하는 의도와 태도가 중요하다.
- 신뢰가 쌓인 이후에는, 금지 질문도 탐색형·공감형 어조로 바꿔 사용할 수 있다.
- 모든 질문은 관계의 안전망 안에서만 힘을 발휘한다.

혼자 연습만으로는 어느 순간 한계에 부딪힐 수 있다. 상담의 언어는 책으로 배울 수 있지만 실제 내담자와의 대화는 늘 예측할 수 없기 때문이다. 하지만, 임상에서 쌓아온 사전 편향만 먼저 깨부숴도 간호사의 한계를 넘어 상담자로 거듭나는 시작이 된다. 이 질문들을 반복해서 사용하며 스스로 언어 습관을 점검해보자.

4. 어려운 내담자 사례와 해결 관점

상담을 하다보면 늘 예측 불가능한 순간이 찾아온다. 그 중에서도 가장 긴장되는 순간은 어려운 내담자를 만났을 때이다. 이는 실력이 부족해서가 아니라, 상담이 사람을 만나서 대화를 하는 과정이라고 했을 때 반드시 일어나는 자연스러운 현상이다.

문제는 준비 없이 마주했을 때이다.

- 상담의 흐름이 끊기고 관계가 불안정해지고 상담자가 소진될 수 있다.
- 특히 간호사가 하는 상담에서는 임상 경험과 상담적 개입 사이의 경계가 불분명해 혼란이 커질 수 있다.

핵심은 무조건 해결하려는 태도가 아니라 상황별 관점을 세우는 것이다. 아래는 대표적인 3가지 유형을 예로 들어 그 상황에서 필요한 시선을 정리하였다.

대표적인 3가지 유형과 관점

1. 감정 폭발형

- **특징**: 상담 도중 갑작스러운 분노, 눈물, 언성 등으로 감정이 격해지는 내담자
- **핵심 관점**: 행동을 지적하거나 감정을 억누르기 보다는 그 감정이 안전하게 흘러갈 수 있는 공간을 제공하는 것이 우선되어야 한다. 감정이 충분히 표현된 뒤에 다시 상담 주제로 돌아올 수 있도록 '안전한 틀'을 유지하는 시선이 필요하다.
- **포인트**: 감정이 충분히 표현된 후에만 주제로 재합류가 가능하다는 점을 기억해야 한다.

상황 예

내담자: *"아무도 날 이해하지 못해요!"*

상담자: *"지금 느끼는 외로움과 분노가 얼마나 큰지 표현해 주셔서 감사합니다. 이 감정을 안전하게 다루는 게 지금 가장 중요한 것 같아요."*

2. 무반응형

- **특징**: 시선 회피, 짧은 대답, 침묵이 길에 이어지는 내담자
- **핵심 관점**: 반응을 억지로 끌어내는 것보다, 내담자가 스스로 열릴 수 있는 여건을 만들어주는 것이 중요하다. 작은 변화나 반응도 인정하며 신뢰와 안전감을 서서히 쌓아가는 시선이 필요하다.
- **포인트**: 작은 변화와 반응도 인정하며 신뢰를 서서히 쌓아가는 것이 우선이다.

상황 예

내담자: *(침묵)*

상담자: *"말씀을 준비하실 필요는 없어요.*
지금 이렇게 조용히 있는 것도 괜찮습니다.
혹시 오늘 하루 중 가장 편안했던 순간을 하나만
떠올려 보실 수 있을까요?"

3. 목적 불분명형

- **특징**: 상담 주제가 산만하고 기대나 목표가 불명확한 내담자, 목표 설정을 회피하는 내담자
- **핵심 관점**: 상담이 표류하지 않도록 '이 상담을 왜 하는지', 서로의 기대치를 명료하게 재정의하는 시선이 필요하다. 서로의 기대와 방향을 합의하는 것이 상담의 깊이와 지속성을 높인다.
- **포인트**: 기대와 목표를 재정의하고 상호 합의된 방향을 설정해야 한다.

상황 예

내담자: "그냥 뭐… 다 힘들어요. 어디서부터 말해야 할지 모르겠어요."

상담자: "괜찮습니다. 지금 당장 답을 정하지 않아도 돼요. 그럼 오늘 대화에서 가장 먼저 다뤘으면 하는 주제 한 가지만 고른다면 어떤 게 있을까요?"

모든 유형에 공통되는 상담자의 원칙

1. 관계의 안전을 최우선으로 한다.
2. 내담자의 문제를 '내 문제'로 오인하지 않는다.
3. 회피, 대결, 방치 대신 관계 유지를 선택한다.

관점을 세우는 핵심 질문

이 질문들은 '즉시 해결'보다는 '상담 지속 가능성'을 높이는데 초점을 두고 있다.

"이 상황에서 내가 반드시 지켜야 할 경계는 무엇인가?"
"내담자의 안전을 위해 지금 당장 할 수 있는 1가지 행동은 무엇인가?"
"오늘 상담이 끝나고 내담자가 가져가야 하는 최소한의 것은 무엇인가요?"

이 부록은 '대응 매뉴얼'이 아니라 '관점 매뉴얼 가이드'이다. 관점이 선명하면 어떤 상황이 와도 대응은 변주할 수 있다.

더 확장해보고 싶다면, 아래 QR코드를 스캔하여 실제 사례와 스크립트를 함께 실습할 수 있는 널스업(NurseUp) 부트캠프에 참여하실 수 있습니다. 동료와의 사례 실습 속에서 혼자 읽을 때 보지 못한 말투와 태도, 관점이 열립니다. 더 확장된 시각으로 직접 말해보고 피드백을 받으며 나만의 대응 틀을 완성해보세요.

널스업 부트캠프 바로가기

5. 상담자 페르소나 기초 가이드

상담자는 기술만이 아니라 '나라는 사람' 자체가 도구이다. 내가 어떤 상담자인지 무엇을 중요하게 생각하는지, 어디까지 함께할 것인지가 분명할수록 상담의 방향과 깊이가 달라진다. 이 과정을 돕기 위해 책 말미 부록에 〈상담자 페르소나 기초 가이드〉를 준비했다.

이 가이드는 '내가 어떤 상담자인지'를 한 문장으로 정의하기 위한 시작점이다. 모든 답을 찾기보다, 지금의 나를 점검하고 앞으로의 성장을 설계하는 출발선으로 사용해보자. 이것이 당신이 상담자로서 첫걸음을 내딛는 가장 든든한 나침반이 될 것이다.

[1단계. 나를 정의하는 핵심 키워드]
예: 경청, 안정감, 현실적인 조언

1. _____
2. _____
3. _____

[2단계. 내가 중요하게 생각하는 상담의 가치]

예: "내담자가 안전하게 마음을 열 수 있는 환경",

"작은 변화를 발견해주는 태도"

_____

[3단계. 내가 경계로 삼는 원칙 2가지]

예: 내담자의 삶을 내가 결정하지 않는다 /

감정에 휩쓸리지 않는다

1. _____
2. _____

[4단계. 내담자가 나를 떠올렸을 때 기억하길 바라는 한 문장]

예: 그 사람은 내 이야기를 끝까지 들어줬다.

_____

[5단계. 나의 상담자 페르소나 한 문장 완성]

위 질문에 답한 내용을 모아 한 문장으로 정리해보자.

예: "나는 내담자의 이야기를 끝까지 듣고 작은 변화를

발견해주는 현실적인 상담자다."

_____

활용 팁

이 워크시트는 6개월 ~ 1년에 한 번 다시 작성해보자. 상담 경험이 쌓일수록 페르소나는 더 정교해지고 상담자로서의 정체성도 단단해질 것이다.

이 워크시트를 기반으로 널스업(NurseUp) 커뮤니티에서 동료들과 함께 페르소나를 공유하고 피드백을 나눌 수 있습니다. 함께할 때 더 선명해지는 나의 강점과 태도를 발견해보세요. 그 과정을 통해, 상담자 페르소나와 자기 인식을 구분함으로써 나만의 상담 스타일이 만들어집니다. 에필로그 말미의 QR 코드 혹은 홈페이지에서 확인할 수 있습니다.

6. 첫 3회기 운영 가이드 & SOAP 기록 포맷

상담 초기 흐름을 잡는 절차와 기록의 기본 틀을 제시하고 있습니다.

1. 첫 3회기 운영 가이드(SOP)

목적: 상담 초기 1~3회기를 어떤 흐름과 단계로 진행할지 제시
구성

1회기: 신뢰 형성 · 안전 확보

목적
- 신뢰 형성, 관계의 안전기반 구축
- 내담자의 현재 상태와 이야기 흐름 파악

해야 할 질문 예시
- "오늘 여기까지 오시게 된 이유는 무엇인가요?"
- "최근에 가장 힘들었던 순간은 언제였나요?"
- "이 상담에서 기대하는 것은 무엇인가요?"
- "편하게 말씀하실 수 있는 방법이 있을까요?"

하지 말아야 할 질문

- *"왜 그렇게 했어요?"* (비난·심문 느낌)
- *"그건 잘못된 생각이에요."* (판단·평가)
- *"다 괜찮을 거예요."* (근거 없는 위로)

2회기: 가설·작은 개입

목적

- 내담자의 반복되는 패턴 발견
- 즉시 시도 가능한 작은 개입 제공

해야 할 질문 예시

- *"비슷한 상황이 또 있었나요?"*
- *"그때 느낀 감정과 지금의 감정은 어떤가요?"*
- *"작게라도 바꿔볼 수 있는 부분이 있을까요?"*

하지 말아야 할 말

- *"그건 그냥 생각하지 마세요."*
- *"그때 참았어야죠."*

미니 개입 예시

- **작은 노출**: 두려움의 대상에 안전하게 접근
- **행동 활성화**: 작은 활동 계획 세우기
- **인지 재구성**: 자동적 사고 점검·다른 관점 찾기

예시 상황

내담자: "출근만 하려 하면 가슴이 답답해져요."

상담자: "그때 느끼는 감정과 지금 여기서 느끼는 감정을 비교해보면 어떤 차이가 있나요?"

3회기: 경계·목표 설정

목적
- 상담의 방향과 기대치 명확화
- 회기형 상담(4~6회기) 목표 설정

해야 할 질문 예시
- "앞으로 다루고 싶은 주제는 무엇인가요?"
- "상담에서 가장 중요한 목표 한 가지를 꼽는다면?"
- "이 목표가 이루어졌을 때 어떤 변화를 기대하나요?"

하지 말아야 할 말
- "목표는 꼭 ○○이어야 해요."
- "그건 불가능할 것 같아요."
- "(무작정) 해봅시다."

실전 사용 팁

- 각 회기 직전, 핵심 질문 2~3개를 미리 체크해둔다.
- 회기 종료 후, 셀프 피드백을 3줄 작성한다.
- 처음에는 문장을 읽어가며 진행해도 좋다. 반복하면 자연스럽게 몸에 익는다.

이 SOP는 '첫 3회기'라는 이름이 붙어 있지만, 반드시 3회기 안에 마무리해야 한다는 뜻은 아니다. 어떤 내담자는 1회기 안에 동맹 형성부터 목표 설정까지 빠르게 진행되기도 하고, 또 어떤 내담자는 안전감이 형성되는 데만 여러 회기가 걸릴 수 있다.

중요한 건 '순서와 흐름'이지 '속도'가 아니다. 내담자의 성향과 상담의 맥락에 맞춰, 각 단계에 필요한 만큼 시간을 쓰는 것이 가장 좋은 방법이다. 흐름만 따라가도 상담의 뼈대는 충분히 세워진다.

2. SOAP 기록 포맷

목적: 회기별 주요 내용과 계획을 일관성 있게 기록

구성

S (Subjective)	내담자가 표현한 말과 감정
O (Objective)	상담자 관찰 내용
A (Assessment)	핵심 이슈 · 패턴
P (Plan)	다음 회기 계획

+) TIP : 관계의 온도 · 신뢰 지수를 추가 작성하면 장기적으로 관계 관리에 유용

예시)

1회기

S (Subjective)	"최근 3주 동안 불안해서 잠이 거의 안 왔어요. 출근하는 게 너무 힘들어요."
O (Objective)	말할 때 손을 계속 만지작거림, 호흡이 짧고 빠름. 표정 전반에 긴장감.
A (Assessment)	수면 부족 → 불안 악화 → 업무 집중력 저하의 순환. 안전감 형성이 우선 필요.
P (Plan)	다음 회기 전, 매일 5분 심호흡 루틴 실습. 수면 패턴 간단 기록하기.

+) Note : 첫 만남에서 경계가 비교적 낮음. '잘 들어준다'는 표정 반응 확인.

2회기

S (Subjective)	"심호흡을 하면 잠깐은 나아지는데, 곧 다시 불안해져요."
O (Objective)	호흡이 1회기보다 길어짐. 시선 회피는 줄었음.
A (Assessment)	심호흡이 불안을 완전히 제거하진 않지만 조절 가능성 경험. 가설: '출근 전 불안이 정점'.
P (Plan)	아침 준비 전, 심호흡+짧은 스트레칭 병행. 출근 전 불안 정도(1~10) 기록.

+) Note : 실행 의지가 높아짐. '다음 주에도 해볼게요'라는 자발적 언급.

3회기

S (Subjective)	"아침 불안이 8에서 5로 줄었어요. 출근길이 덜 힘들어요."
O (Objective)	표정과 목소리가 밝아짐. 어깨 이완.
A (Assessment)	아침 루틴이 안정감 제공. 불안 패턴이 '주말→월요일'로 집중됨.
P (Plan)	월요일 아침에 맞춘 짧은 활동 계획 세우기. 다음 회기 주제 합의.

+) Note : 관계 신뢰도 높음. 목표 설정 대화 가능해짐.

상담자는 내담자의 이야기를 주의 깊게 귀기울여 듣는다. 하지만, 결코 상담자 자신의 기억력에 의지해서는 안된다. 기록하고 남겨야 한다.

내담자는 상담자가 자신과 나누었던 작은 문장조차 기억하지 못하는 것에서 실망하고 신뢰가 깨진다. 왜냐면, 그만큼 용기 내어 꺼낸 말이기 때문이다. 내담자가 입 밖으로 아픔을 내뱉는 노력을 안다면, 기록이 얼마나 중요한지 절실히 와닿을 것이다.

좋은 상담자는 이런 한 끗 차이로 나뉘어진다. 그런데 이 한 끗 차이가 내담자를 생각하는 마음, 사려 깊은 관심, 용기를 이해하는 태도… 그 이상의 의미를 담고 있다. 첫 회기에 '잘 되었다'고 만족하지 말자. 내담자의 온전한 변화 이전에 먼저 만족하고 취하지 말자는 얘기다. 각 회기별 로드맵을 따라가며 기록하자.

상담은 가장 낮은 자세로 내담자를 만날 때 진정으로 깊이 연결되는 거니까.

7. 상담의 DNA 10계명

상담은 '무엇을' 하기보다 '어떤 태도로' 하는지가 본질이다. 이 10계명은 상담의 기술이 아니라 상담가의 태도와 방향을 잊지 않게 하는 나침반이다. 상담 전후로 포스터를 한 번씩 바라보며, 당신의 마음이 어디에 서 있는지 확인해보자.

활용 안내

스마트폰으로 촬영·저장해두고, 상담 시작 전 '마음 세팅'용으로 써보자.

상담실, 개인 책상, 혹은 교육 현장에 비치해두면 상담가 스스로의 태도를 정돈하는 데 도움이 된다.

상담의 DNA 10계명

---

1. 내담자를 동등한 파트너로 존중한다.
2. 서두르지 않고, 내담자의 리듬에 맞춘다.
3. 물리적·정서적 안전을 최우선에 둔다.
4. 모르는 것은 모른다고 말한다.
5. 나와 내담자의 경계를 건강하게 지킨다.
6. 대답을 준비하지 않고, 진짜로 듣는다.
7. 감정을 이해하되 휩쓸리지 않는다.
8. 미세한 변화를 귀하게 여긴다.
9. 상황과 사람에 맞게 접근 방식을 조정한다.
10. 끝없이 배우고 성장한다.

8. 상담자 에너지 체크

상담을 해오며 나를 몰아세울 때마다 되뇌는 말이 있다.

"인생의 성공은 지치지 않는 인간으로 살아가는 것이다."

결국, 지치지 않는 내가 있어야 상담이라는 것도 존재한다. 당신이 상담자로서 오래 일할 수 있는 체력을 키우도록 돕는 체크리스트를 소개한다. 이 체크리스트를 매 상담마다 반복하면 상담자로서 나의 에너지를 점검하고 자기인식을 통해 상담하는 일을 건강하게, 그리고 오래 일할 수 있다.

- 자신의 상태 점검
- 소진 예방
- 상담의 질 유지
- 객관적/주관적 피드백
- 다음 상담에 바로 반영

나는 당신이 나와 같은 곳을 바라보며 오랫동안 함께하길 바란다. 번아웃은 조용히, 소리도 없이 온다. 그러니 내담자를 돌보기 이전에, 나부터 잘 돌보며 마음을 단단히 해보자.

1. 감정 상태(0~5점 척도)

상담 전	상담 후
☐ 안정(　)점 ☐ 편안(　)점 ☐ 무난(　)점 ☐ 긴장(　)점 ☐ 소진(　)점 ☐ 지침(　)점 ☐ 불안(　)점 ☐ 기타:	☐ 안정(　)점 ☐ 편안(　)점 ☐ 무난(　)점 ☐ 긴장(　)점 ☐ 소진(　)점 ☐ 지침(　)점 ☐ 불안(　)점 ☐ 기타:

2. 집중도(0~5점 척도)

상담 중 얼마나 몰입할 수 있었나요?

- ☐ 5점: 완전 몰입, 방해 요소 전혀 없음. 내담자의 말과 표정, 감정 흐름에 완벽하게 주의 집중.
- ☐ 4점: 전반적으로 잘 몰입했으나, 잠깐 다른 생각이 스치거나 환경에 미세한 방해가 있었음.
- ☐ 3점: 중간 수준의 몰입. 내담자 이야기에 집중했으나, 몇 차례 주의가 다른 곳으로 향함.
- ☐ 2점: 몰입이 자주 끊김. 환경 소음, 피로감, 신체 불편 등으로 흐름이 자주 깨짐.
- ☐ 1점: 집중이 거의 안 됨. 신체·환경 방해 요인이 크거나 정신적으로 상담에 참여하기 어려운 상태.
- ☐ 0점: 상담이 진행되었으나, 사실상 집중하지 못함. 대화 내용을 거의 기억하기 어려움.

3. 경계 유지 여부

- ☐ 내 감정이 내담자 감정에 과도하게 휩쓸리지 않았다.
- ☐ 내담자의 문제를 '내 문제'처럼 안고 오지 않았다.
- ☐ 상담 시간과 사생활 시간을 명확히 구분했다.

4.감정 기록

오늘 상담에서 내가 잘했다고 생각한 한 가지를 써보세요.

_____

_____

_____

5.개선 포인트

다음 상담에서 보완하고 싶은 한 가지를 써보세요.

_____

_____

_____

6. 회복 액션(선택 1~2개)

☐ 10분 산책

☐ 스트레칭

☐ 물 마시기

☐ 음악 듣기

☐ 동료와 짧은 피드백 나누기

바로 쓸 수 있는 활용 팁

- 첫 상담 후 뿐만 아니라 힘든 상담 직후에도 활용 가능하다.
- 일주일간의 체크 기록을 모아보면 내 소진 패턴과 회복 포인트가 보인다.
- 에너지가 낮게 기록되는 날이 3일 이상 지속되면 상담 횟수·휴식 구조 조정이 필요하다.

9. 상담 준비 점검 체크

이 체크리스트는 상담 시작 전, 나의 준비 상태를 점검하기 위한 도구이다. 점수 자체보다, '현재 상태'와 '개선 포인트'를 기록하며 각 문항에서 '왜 그렇지?'라는 질문을 던지며 스스로 상태를 점검하는 것이 목적이다.

각 항목에 대해 0점(전혀 아니다) ~ 5점(매우 그렇다)로 표시하고 총점을 계산해보자. 점수는 잘하고 못함의 기준이 아니라 나의 준비도가 얼마나 향상되고 있는지 확인하는 지표이다. 주기적으로(예: 6개월마다) 다시 체크하여 점수가 올라가면 더 준비된 상담자로 성장하고 있다는 신호이다.

1. 나는 '내가 어떤 상담자인지'를 한 문장으로 정의할 수 있다. (   )점
2. 상담에서 내가 할 수 있는 일과 할 수 없는 일을 명확히 구분한다.
   (   )점
3. 상담자와 개인적인 나를 구분하는 경계 기준이 있다.   (   )점
4. 간호사가 하는 상담의 고유함을 알고 있다.   (   )점
4. 내담자의 비밀보장과 기록 관리 절차가 정해져있다.   (   )점

5. 위기 상황(자·타해 위험)에 대한 대응 절차를 갖추고 있다. (　　)점
6. 주제에 맞는 질문을 설계할 수 있다. (　　)점
7. 어려운 내담자를 대응할 수 있는 틀이 있다. (　　)점
8. 상담 공간의 안정성과 비밀성이 확보되어 있다. (　　)점
9. 상담 후 나만의 정리 및 회복 루틴이 있다. (　　)점
10. 정서적 부담을 해소할 슈퍼비전, 동료 피드백 환경이 있다. (　　)점
11. 내가 상담을 지속할 수 있는 에너지, 시간, 자원을 확보하고 있다. (　　)점

이 체크리스트는 '준비 끝'의 증명이 아니라, 다음 단계로 가기 위한 안내판입니다. 점검 결과 부족한 부분이 보였다면, 널스업(NurseUp)에서 다양한 내담자 대응 실습, 회복 루틴 만들기를 단계별로 연습할 수 있습니다.

또한 아래 QR 코드를 스캔하면 실전용 [상담 준비 체크리스트 ZIP] 확장판을 무료로 내려 받을 수 있습니다. 혼자가 아닌 함께, 준비된 상담자의 길을 걸어보세요.

다운로드 바로가기

간호사의 진짜 이야기를 담다!

-포널스 에세이 북 리스트-

- 간호사, 다시 나를 돌보는 시간/ 김옥수(2025). 포널스.
- 간호사1인분만할게요/ 이승희(2023). 포널스.
- 간호사가이든스/ 한동수(2021). 포널스.
- 간호사독서모임해봤니/ 김민지, 전은영, 최서연, 최영림(2019). 포널스.
- 간호사바라던바~다/ 권수민(2021). 포널스.
- 간호사, 무드셀라처럼/ 하민영(2023). 포널스.
- 간호사가사는세상/ 정현선(2019). 포널스.
- 간호사라는이름으로/ 김경숙(2019). 포널스.
- 간호사부/ 손인혜(2021). 포널스.
- 간호사타임즈의간호사/ 간호사타임즈(2024). 포널스.
- 간타의간호사/ 간호사타임즈(2022). 포널스.
- 감정을돌보는간호사/ 손지완(2022). 포널스.
- 꿈을간호하는간호사/ 조원경(2019). 포널스.
- 극한직업/ 이정열(2019). 포널스.
- 낭만간호사/ 송상아(2022). 포널스.
- 뉴질랜드간호사되기/ 장수향(2018). 포널스.
- 몽골땅에쏟은향기로운봉사/ 윤매옥(2024). 포널스.
- 미국부자간호사가난한간호사/ 이지원(2024). 포널스.
- 사막을달리는간호사/ 김보준(2019). 포널스.
- 선넘는간호사- 보건관리자로선넘다/ 최예신(2025). 포널스.
- 선넘는간호사- 호주간호사로선넘다/ 강은진(2025). 포널스.
- 선넘은간호사- 보건교사로선넘다/ 정지윤, 박소영, 이미선, 채서윤(2025). 포널스.

간호사의 진짜 이야기를 담다!

-포널스 에세이 북 리스트-

- 선넘은간호사- 해외간호사로선넘다/ 신슬예(2025). 포널스.
- 선넘은간호사- 해외간호사로선넘다/ 신슬예(2025). 포널스.
- 수간호사어때?/ 여상은(2021). 포널스.
- 신규간호사노가리/ 하혜진(2024). 포널스.
- 신규간호사안내서/ 노은지(2019). 포널스.
- 실버간호사의골든메모리/ 함채윤(2023). 포널스.
- 시작은간호사입니다만,/ 신보혜(2023). 포널스.
- 아이씨유간호사- ICU 간호사-/ 유세웅(2020). 포널스.
- 전담간호사가 필요해/ 함성준(2025). 포널스.
- 예비간호사수다집/ 모형중외(2019). 포널스.
- 응급실간호사/ 임진경(2021). 포널스.
- 워킹간호사/ 김진선(2020). 포널스.
- 국제간호사길라잡이/ 김미연(2019). 포널스.
- 국제간호사두바이편/ 송원경(2021). 포널스.
- 국제간호사미국편/ 정해빛나(2021). 포널스.
- 국제간호사사우디, 조지아편/ 김소미(2022). 포널스.
- 국제간호사호주(탈임상)편/ 윤보혜(2024). 포널스.
- 국제간호사호주편/ 손정화(2020). 포널스.
- 태어난김에국제간호사/ 간호사타임즈(2024). 포널스.
- 초음파사탐구생활/ 염진영(2021). 포널스.
- 빌런간호사/ 박세인(2024). 포널스.